安徽省护理学会推荐用书

爱心护理工程系列丛书

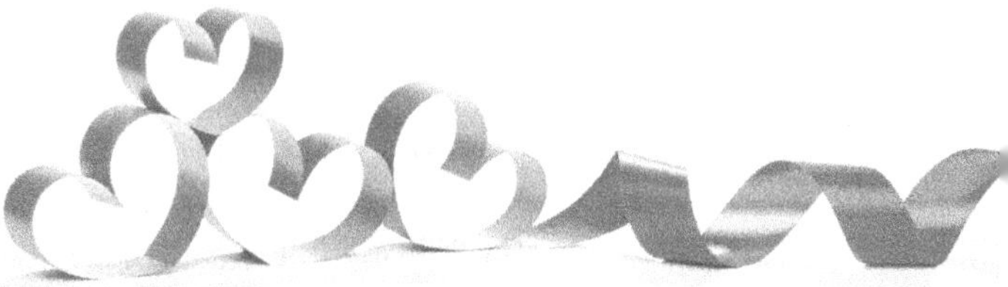

护理人员心理健康实用手册

HULI RENYUAN XINLI JIANKANG SHIYONG SHOUCE

主编/郭　琼
刘安诺

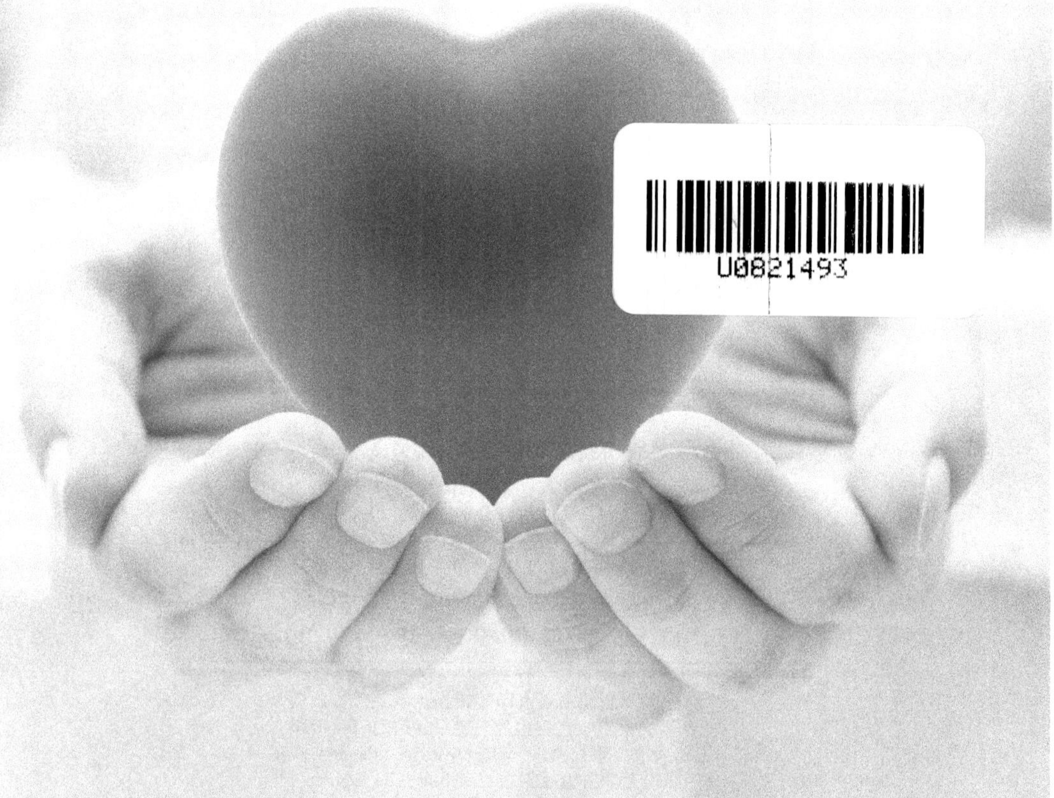

苏州大学出版社
Soochow University Press

图书在版编目(CIP)数据

护理人员心理健康实用手册 / 郭琼,刘安诺主编
.—苏州:苏州大学出版社, 2019.9(2023.8重印)
(爱心护理工程系列丛书)
ISBN 978-7-5672-2949-5

Ⅰ.①护… Ⅱ.①郭… ②刘… Ⅲ.①医院—护理人员—心理健康—健康教育—手册 Ⅳ.①R192.6-62

中国版本图书馆CIP数据核字(2019)第204874号

护理人员心理健康实用手册
郭 琼 刘安诺 主编
责任编辑 周建兰

苏州大学出版社出版发行
(地址:苏州市十梓街1号 邮编:215006)
广东虎彩云印刷有限公司印装
(地址:东莞市虎门镇黄村社区厚虎路20号C幢一楼 邮编:523898)

开本 787mm×960mm 1/16 印张 13.75 字数 210千
2019年9月第1版 2023年8月第3次印刷
ISBN 978-7-5672-2949-5 定价:39.80元

苏州大学版图书若有印装错误,本社负责调换
苏州大学出版社营销部 电话:0512-67481020
苏州大学出版社网址 http://www.sudapress.com
苏州大学出版社邮箱 sdcbs@suda.edu.cn

内容简介

随着社会经济的发展、人口结构的改变和人民生活水平的提高,人们对护理工作的要求越来越高。护理人员面对巨大的工作压力,迫切需要掌握心理学知识和应对技能,以维系自身的心理健康。为此特编撰本书,以作为护理人员心理自助的辅导用书。

全书分为八章,分别从“护理人员心理健康概述”“护理人员的情绪管理”“护理人员的亚健康心理与调节”“护理人员神经症性心理障碍的表现与调节”“护理人员婚恋家庭的心理问题与调节”“积极心理的力量”“护理人员人格魅力的提升”“护理人员身心健康的密码”八个方面阐述护理人员心理自助的方法和技巧以及相关的心理学常识。

《护理人员心理健康实用手册》

编 委 会

主　　审　武义华　李志菊

主　　编　郭　琼　刘安诺

副 主 编　沈棫华　王　芳　徐莲英　沈　云

编写秘书　柯茂林　刘筝筝　余　臻

编　　委　（按姓氏笔画排序）

丁圣荣　丁金霞　王　敏　王正云

王　芳　韦秀红　方　静　仲金丹

任海燕　刘安诺　刘筝筝　关春兰

许荣华　杜　鹃　李　静　李蕾蕾

杨　洁　杨从艳　余　臻　沈　云

沈棫华　汪文娟　陈玲玲　张　伟

张金爱　张海燕　范晓莉　周兰兰

赵晓丽　柯茂林　娄彦芝　秦海燕

徐春洁　徐莲英　郭　琼　高良玉

曹艳宏　梁迎春　谢润月

前 言

PREFACE

习近平总书记指出："没有全民健康就没有全民小康。"并在讲话中强调，"要加大心理健康问题基础性研究，做好心理健康知识和心理疾病科普工作，规范发展心理治疗、心理咨询等心理健康服务"。近年来，医院护理人员的心理健康越来越受到重视，国家卫计委多次就护理人员的心理健康做出重要指示。为了更好地服务于护理人员，切实有效地提升护理人员的心理健康水平，了解护理人员在工作和生活中可能面临的心理困扰和原因，我们须正视心理亚健康状态，寻找应对方法及对策。

通过广泛、深入的基层心理调研，我们发现了护理人员中带有共性的一些心理特征，并在长期的心理咨询过程中，对护理人员的心理困惑做了总结和归纳。

经过日积月累的沉淀和思考，并在护理人员中广泛征询意见，我们将近几年来的心理工作心得体会汇集成书，以求为广大护理人员提供一本心理自助的工具书。希望这本书能为广大护理人员提供心理支持与帮助。

当然，本书瑕疵之处在所难免，恳请广大读者批评指正。

本书编委会

二〇一九年八月二十日

目 录

CONTENTS

第一章

护理人员心理健康概述

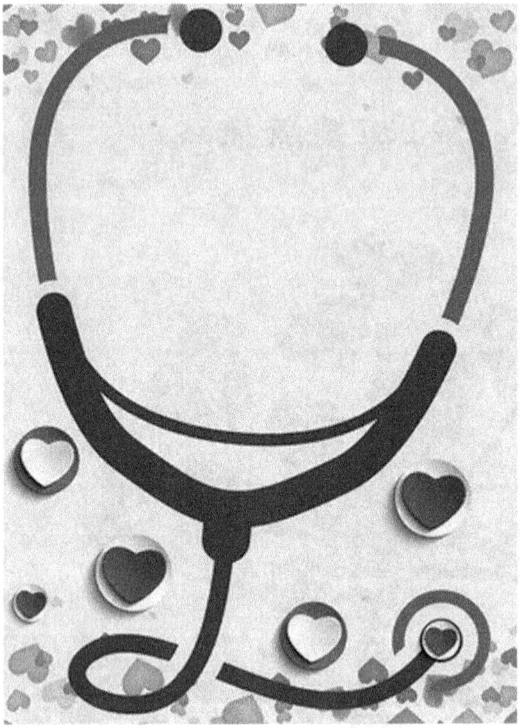

护理学是一门集自然科学、社会科学、人文科学为一体的综合性应用学科，护理学的任务和目的在于促进人类身心健康和满足人们身心需求。随着生物–心理–社会–环境医学模式的转变，在大健康理念下，人们对护理工作从生物、心理、精神、社会、环境、道德等多方面提出了更高的要求，护理人员不仅要具备精湛的专业技能，还要具备良好的心理素质和健康的心理状态。

第一节 心理健康的概念

一、健康和亚健康的含义

健康是人类赖以生存和发展的基本条件之一，也是我们每个人都渴求的，德国著名哲学家亚瑟·叔本华曾说过，一个健康的乞丐比患病的国王更幸福。但并非每个人对健康都有一个准确的认识。长期以来，人们对健康的认识一直局限于没有疾病就是健康。毫无疑问，这个认识不够全面，没有专注到我们的精神层面、心理层面的健康。随着医学的不断发展以及关于健康观念的转变，人们开始意识到，社会的、心理的因素和生物的因素一样，与人的健康、疾病有着密不可分的关系。健康的概念超越了传统的医学范畴，心理健康成为健康概念中重要的组成部分。

世界卫生组织（WHO）于 1946 年成立之始在《世界卫生组织宣言》中提出了健康的概念，1948 年在其章程中又明确了健康的定义：健康不仅是没有疾病，而且是一种躯体上、精神上和社会上的完全良好状态。1989 年世界卫生组织又进一步深化了健康的内涵，提出了现代健康的新概念：“健康不仅仅是指没有疾病，而且包括躯体健康、心理健康、社会适应良好和道德健康。”我们可以发现，世界卫生组织在对健康的阐释中又纳入了一个新维度，即道德健康，其内涵是指：“健康者不以损害他人的利益来满足自己的需要，具有辨别真与伪、善与恶、美与丑、荣与辱等是非观念，能按照社会行为的规范准则来约束自己及支配自己的思想和行为。”健康的内涵进一步更新与发展，它引领我们愈来愈关注精神健康。

2006 年，世界卫生组织在全面整合了以往对健康所阐释的基础上，正式确立健康的四维度——躯体健康、心理健康、社会适应良好和道德健康。在躯体健康的基础上发展心理健康和良好的社会适应性；道德健康是躯体健康和心理健康的发展，是整体健康的灵魂。只有当我们身体、心理、社会适应和道德都处在一种良好的状态时，我们才拥有真正的健康。

躯体健康——指人体结构完整，生理功能正常。

心理健康——情绪稳定，积极向上，热爱生活，有良好的心理状态。

社会适应良好——能够良好地适应和胜任社会生活中的角色。

道德健康——道德的最高标准是无私奉献，最低标准是不损害他人。

世界卫生组织提出了衡量个体健康的 10 项具体标准。

（1）精力充沛，能从容不迫地应付日常生活和工作的压力，而不感到过分紧张和疲劳。

（2）处事乐观，态度积极，勇于承担责任。

（3）善于休息，睡眠良好。

（4）应变能力强，能适应环境的各种变化。

（5）抗病能力强，能抵抗一般性感冒和传染病。

（6）体重适当，身材匀称，站立时头、臂、臀位置和比例协调。

（7）眼睛明亮，反应敏锐，眼睑不浮肿。

（8）牙齿清洁、坚固，无痛感、无缺损，齿龈色泽正常，无出血现象。

（9）头发有光泽，无头屑。

（10）肌肉丰满，皮肤富有弹性，走路、活动感觉轻松。

世界卫生组织还提出了亚健康的概念。这是一个身体无器质性病变，但有一些功能改变的状态，我们称之为“慢性疲劳综合征”“第三状态”等。亚健康是反映我们身体、心理、社会等方面出现的不适应，是介于健康与疾病之间的临界状态，现有的医学技术不能发现病理改变，但亚健康是需要解决的问题。

接下来，我们来看看世界卫生组织为亚健康制定的指标，共有 30 个项目，只要符合其中 6 项以上，就可以初步认定属于亚健康状态。

（1）精神紧张，焦虑不安。

（2）孤独自卑，忧郁苦闷。

（3）心悸心慌，心律不齐。

（4）耳鸣耳背，易晕车船。

（5）记忆减退，熟人忘名。

（6）兴趣变淡，欲望骤减。

（7）懒于交往，情绪低落。

（8）易感乏力，眼易疲倦。

（9）精力下降，动作迟缓。

（10）头昏脑涨，不易复原。

（11）体重减轻，体虚力弱。

（12）不易入眠，多梦易醒。

（13）晨不愿起，昼常打盹。

（14）局部麻木，手脚易冷。

（15）掌腋多汗，舌燥口干。

（16）自感低烧，夜有盗汗。

（17）腰酸背痛，此起彼伏。

（18）舌生白苔，口臭自生。

（19）口生溃疡，反复发生。

（20）味觉不良，食欲不振。

（21）反酸嗳气，消化不良。

（22）便秘便稀，腹部饱胀。

（23）易患感冒，唇起疱疹。

(24) 鼻塞流涕，咽喉肿痛。

(25) 憋气气急，呼吸紧迫。

(26) 胸痛胸闷，心区压感。

(27) 久站头昏，眼花目眩。

(28) 肢体酥软，力不从心。

(29) 注意分散，思考肤浅。

(30) 容易激动，无事自烦。

造成亚健康的原因很多，同样造成护理人员亚健康的原因也是多方面的，卫生部早在 1978 年就制定了 1∶0.4 的床护比，至今很多医院仍难以达标，人力资源的紧张导致临床护理人员长期高负荷、高压力地工作，造成护理人员的极度疲劳，加上日益繁重的科研教学工作，日益紧张的医患、护患关系，伤医、伤护的暴力事件频发，执业环境的恶化，所有这些都让护理人员身心俱疲。

二、心理健康的含义

案例导入

小梅是一名临床护理工作人员，身体素质不错，上学时是学校的排球队队员，没见她生过什么病，从未请过病假。但最近她工作时总是心不在焉，遇到事情容易冲动，有时甚至大发雷霆，科室的其他同事都尽量避免接触她，不想和她搭班。

你觉得小梅健康吗？小梅虽然没有任何身体上的疾病，但她并不处于健康状态。

是的，现在越来越多的人已经意识到，仅仅拥有健康的身体是不够的，我们还需要拥有健康的心理。那么，到底什么是心理健康，我们怎样才能拥有健康的心理呢？首先，我们来认识一下究竟什么是心理健康，怎样才能提高护理人员心理健康的水平。

心理健康意味着一种更为积极的心理状态，在这种状态下，我们能够应付生活、工作中的各种压力，能发挥自己的能力，能够有效地工作，能够与社会和谐共处。心理健康是一个过程，没有人能够永远处于健康的心理状态中，我们要关注、呵护自己的心灵，让自己长久地保持健康的状态。心理健康的人能够勇敢地应对生活中不可避免的困难和挑战，而不是不堪一击，轻易被困难和挑战打倒。

心理健康包括多方面的内容，如心理方面、情感方面、认知方面、人与人之间的交往方面、个人生活的精神方面以及我们应对各种挑战所做出的积极的、进步的能力。心理健康标志着人的心理调适能力和发展水平，即人在内部和外部环境变化时，能持久地保持正常的心理状态，是诸多心理因素在良好的心理功能状态下运作的综合体现。与身体健康一样，心理健康也不仅仅是人们不生病，它应该还包括某些积极的体征。

（一）心理健康与身体健康的关系

很多人都深有体会，当一个人长期处于压力下，会比平时更容易生病，心理健康与身体健康会相互影响。比如，心血管疾病与我们的敌对情绪有关，溃疡与压力和焦虑的情绪有关。我国古代名医华佗曾说过，“善医者，先医其心，而后医其身”。

心理健康和身体健康相互依存、相互促进，心理健康是身体健康的精神支柱，身体健康是心理健康的物质基础，两者密不可分，决定着我们生活的质量与幸福感。

（二）心理健康影响人们的学习、工作效率及日常生活质量

当心理处于健康的状态时，我们就不会被随时可能出现的压力所困扰；当处于一个和谐友爱的环境中，心情自然会愉悦，思路也会变得很清晰，学习和工作的效率也会提高，我们也更有能力去发现身边的美好事物。

（三）心理健康的特点

1．心理健康具有相对性

一个人是否有不健康的心理和行为与一个人心理是否健康，并非完全是一回事。比如说：一个人性格开朗、热情大方，但最近突然变得沉默寡言，情绪低落，心不在焉，工作频频出错，你能说他心理不健康吗？如果他失恋了，你还会认为他心理不健康吗？人的心理健康具有相对性，与我们所处的环境、文化背景和年龄等方面都有关系，所以不能通过偶然行为去判断自己或他人的心理是否健康。

2. 心理健康具有连续性

人的心理健康水平可分为不同的等级，“心理健康”与“心理不健康”不是两个对立面，可以说是一种状态的连续或交叉。良好的心理健康状态到严重的心理疾病之间是连续的、渐进的。正常心理与异常心理、常态心理与变态心理之间没有绝对的界限，只是程度的差别而已。

3. 心理健康具有可塑性

如果平时不注重心理保健，就会出现不良的心理状态，心理健康水平就会受到影响，有些人甚至会出现心理变态和心理疾病；反过来，如果出现心理失衡，只要我们及时进行调整或者寻求心理咨询师的帮助，就能很快恢复健康的心理。

4. 心理健康具有动态性

心理健康的水平会随着我们成长环境的改变、经验的积累以及自我意识的发展而发生变化。

（四）心理健康人群的特点

长期以来，心理学家们发现心理健康的人都具有某些共同的特点，通俗一点说，也就是都具有一些优秀的品质和美德。

（1）拥有自尊，自我感觉良好。

（2）认为自己和其他人都不是完美的。

（3）没有私心，乐于帮助他人。

（4）对自己的生活有控制感，敢于面对挑战，具有解决问题的能力。

（5）有良好的社交能力，与他人交往时感到舒适。

（6）能够承受恐惧或愤怒的情绪，能够控制不合理的情绪和应对不同程度的压力。

（7）乐观，能够保持积极的人生观，能够快速地从逆境中恢复过来。

（8）敢于面对爱情，不害怕承诺。

（9）具有创造力，也懂得欣赏其他人的创造力。

（10）乐于应对成长中所必须经历的合理风险。

三、如何提升护理人员心理健康的水平

心理健康是每个人事业成功的基本条件，护理人员也是如此。曾有心理学专家指出，从事临床护理工作的人群、职业经理人、教师并称为职业压力最大的三个群体。从专业的角度看，心理健康还是一个人可以依赖的重要内在资源。护理工作责任重大，职业环境高度紧张，临床工作量大，人际关系复杂，这些都要求护理工作者要有较强的心理素质。护理人员只有保持健康的身体和心理，重视自我护理意识，正确对待工作压力，以科学有效的心理调适方法进行自我心理调节，才能克服各种困难和挑战，真正地实现自我超越。

（一）保持积极乐观的生活态度和快乐的心境

（1）乐观、知足、自治，是中国文化特有的积极生活态度。护理人员对生活要抱有乐观的心态，对自己要有信心，做到自立、自强、自尊、自爱，热爱护理事业，做好本职工作，善于发挥自己的潜能和优点。

（2）护理人员要有主动适度的社交活动，培养广泛的兴趣爱好，提高自身修养，具有科学的健康意识，养成健康的行为，生活有规律，无不良嗜好，关心家庭，学会享受人生。

（3）护理人员要培养自身对挫折的承受能力，要用积极的心态正视困难、接受困难、战胜困难，有良好的社会适应能力，且乐于接受他人的帮助，能走出心理阴影。

（4）护理人员要不断地学习，促进自我的成长，完善自己的人格。护理人员应正确看待“幸福”：为了工作，我们放弃了节假日和家人、朋友的聚会，每天穿梭在各病房；放弃了每晚自由活动的时间，选择在深夜中守护在病患身边。也许我们在别人眼里似乎并不那么“幸福”，但是当我们的工作

能给别人带去帮助和幸福，当一个个患者身体康复时我们会感到由衷的幸福和快乐。每个人在社会中都扮演着不同的角色，如果我们都可以发挥自己的能力，为社会创造价值，那么我们同样也会获得满足感和成就感，这是真正的幸福，也是心理健康的表现。

（二）掌握科学有效的心理调适方法

1. 调节不良情绪

情感情绪是伴随着认知过程而产生的内心态度体验，是个体行为的动力。心理健康的人可以自然表达自己的思想感情，保持情绪稳定，并能防止由于情绪失常而引起行为方面的扭曲。人都是有情绪的，我们要关注自己和他人的情绪变化，认识不良情绪的表现，懂得调节自我情绪。人如果长期处于不良的情绪之中，必然会制约、影响自己的行为方式。我们要学会运用心理学的方法，及时对出现的不良情绪进行心理疏导，降低焦虑抑郁水平，恢复心态的平衡。

① 支持性心理辅助。通常焦虑情绪是由于过于担心将要发生不利的事情而引起的，我们可以分析焦虑产生的原因，了解自身的优势和能力，给予自身积极的鼓励和支持，从而增强自信心和勇气，降低焦虑。

② 认知性心理调整。全面地分析自己所处社会周围的环境，既要看到事物不利的一面，也要充分认识有利的一面，客观地认识我们所面临的问题。认识的提高有助于我们调节不良的消极情绪。

③ 行为性心理放松。这也是一种目前运用较广的心理调节方法，它是利用身心互相影响、互相作用的原理直接针对不良情绪而实施的。通常利用情绪产生和存在的生理基础和行为表现来调节情绪，可以通过心理暗示、主观想象、肌肉放松等方法，缓解不良情绪。

如果我们能够管理好自己的情绪，敏锐地感受到他人的情绪变化，更好地转换和调节自己的情绪，那么会对我们的生活和工作起到明显的促进作用。

下面介绍几种自我调节情绪的方法。

① 学会理智：我们应当理性地控制自己的情绪。

② 学会放松：当我们紧张、恐惧时，可采用深呼吸的方法，即用鼻深深地吸气，用嘴慢慢地呼气，使身心放松。

③ 学会转移：在产生不良情绪时，有意识地转移话题、分散注意力，可使不良情绪得到释放。

④ 学会宣泄：产生不愉快的情绪体验时，不要憋在心里，可以通过倾诉或大哭等方式来调节自己的不良情绪。

⑤ 学会自我安慰：为减少内心的失望，为不能实现的目标寻找理由安慰自己。

⑥ 学会幽默：幽默可以使人们对生活保持积极乐观的态度，它是一种特殊的情绪表现，也是人们适应环境的一种方法。

⑦ 学会升华：这是宣泄情绪的高水平方法，将不为社会所认可的欲望或动机导向比较崇高的方向，将情绪导向对人、对己、对社会各方面都有利的方面。

⑧ 学会与自己的情绪对话：找一个独处的环境聆听自己的情绪，深入体会自己正在经历的感受。

2. 建立心理支持系统

有些人对于心理咨询还存在一些误解，认为心理咨询就是促膝谈心，帮助他人解决问题，还有些人认为心理咨询是对那些精神异常的人群提供帮助。事实上，心理咨询是指咨询者运用心理学的有关知识、理论和技术，通过与来访者良好咨访关系的建立，针对来访者的心理问题，借助各种符号系统（语词的、非语词的），帮助来访者增进心理健康，认识自我，发展自我，重建人格，促进个人的成长与发展，以达到自我实现的过程。它不仅可以帮助有心理问题的人认识自己内部冲突的根源，改变自己不合理的认知、情感和行为模式，学会面对现实，重建新的人际关系，获得全新的人生体验；还能引导心理正常的人进行自我探索，认识自己的优劣、态度、动机和价值观，学会更好地处理各种关系，挖掘自身的潜能，帮助个体实现目标。

保持心理平衡的10种方法：

① 不要对自己过分苛求，要把自己的目标和要求控制在力所能及的范围

之内。

② 对他人的期望不要过高。

③ 要及时疏导自己愤怒的情绪，因人在愤怒之下所做的决定往往都是欠妥的。

④ 偶尔也可以屈服和让步，不要过分地拘泥于小节，以免徒增烦恼。

⑤ 遇到挫折、烦恼时给自己一个缓冲的余地，可以选择暂时避开。

⑥ 找自己信任的人倾诉烦恼。

⑦ 为别人做一些事。

⑧ 在某一时间段内只做一件事情，分清事情的主次先后，避免过度焦虑。

⑨ 对他人表示善意。

⑩ 适当地增加娱乐活动。

（三）适当约束自己的言行，打造良好的人际关系

适当地约束自己的言行不光体现在慎言敏行、少说多做、言行一致，还要经常自我反省、自我剖析。与社会保持一致，与他人保持和谐，遵守社会规范。良好的人际关系既是心理健康的重要标准，也是维持心理健康的重要条件，它最能体现人格健康的程度，具体表现为：在人际交往中，互相尊重、接纳，对人真诚、善良，始终以集体利益为重，懂得关心他人和奉献社会，不损人利己。护理人员更要注重培养自己的沟通能力和良好的人际交往能力，尊重每一位患者，与患者建立良好的护患关系，与同事之间、管理部门之间建立良性沟通的渠道，创造良好的工作氛围，建立和谐的人际关系。

（四）培养正确的自我意识，造就一个和谐的、更好的自己

自我意识正确是个体心理健康的核心标准，包括了解自我、接纳自我和完善自我，一个人如果没有自知力，其行为就会与社会发生偏倚。心理健康的人只有了解自己的优缺点，了解自己的性格、能力和情绪的特点，在工作和生活中才能根据实际，制定切合自己的生活目标，不自卑、不自傲，努力发展自身的潜能，肯定自己；对于自己无法弥补的缺陷也能泰然处之，能接纳自我。

要培养正确的自我意识，关键在于自己能正确地认识自己，只有打破自我封闭，拓宽生活范围，积极参加活动，扩大社会实践，扩展交往空间，才能找到多种参考，以便客观地认识自我。我们可以通过他人的认识、评价、态度和比较来认识自我，但前提是，我们能深刻地认识、理解他人和社会。生活中人们经常不由自主地将自己和他人进行比较，然后在比较中对自己做出评价，也能正确地对待他人的评价，通过相互比较来正确地认识自我。在此过程中，我们不仅要和自己情况差不多的人比较，更要敢于和周围的强者进行比较，在比较中认清自己的长处和短处、优势和劣势，从而不断改进，缩小差距，同时帮助我们全面、正确地认识自己，客观地评价自己，有效地控制自己，正确地对待自己、尊重自己，最终赢得他人的尊重。

我们可以运用自我反省提问法，提高自我意识，发展理想自我。

① 我是谁？

② 我是怎样的一个人？

③ 我与其他人的界限在哪里？

④ 我为什么成为现在这个样子？

⑤ 我在多大程度上决定自己的事？

⑥ 什么事情对于我很重要？

⑦ 我所从事的护理工作有什么社会性的意义？

⑧ 我将怎样改变现状，成为理想中的白衣天使？

（五）正确地接受批评

当你受到批评时，你的感受如何？会生气、受挫吗？是不是即使在你做错的时候，依然会感到不满？大多数人应该都有这样的感受。很多人会认为批评是一种人身攻击，当受到批评时，就会全力保护自己，进行自我辩解。

1．接受批评

善于接受批评，有助于个人成长。我们不能把批评认为是别人故意“揭短”“找茬”，跟自己过不去，这样的认识是片面的、狭隘的，每个人生来并非完美，总存在缺陷和不足，只有接受批评，才能找出问题所在，对症下药，取得实效。同时也要考虑到我们接受批评的次数，如果有多人同时对我们提出同样的批评，那就要认识到他们的批评可能不是没有根据的，这正是我们改正错误的契机。我们也可以问问自己，这些批评对我们有多大的重要性。我们要考虑到批评的来源，品格越正直的人对我们提出的批评，我们越应该接受并铭记在心。

2. 化批评为动力

当面对批评时，我们应该保持冷静，身体要放松，提醒自己没有人想要伤害你，对方说的有可能对我们是有帮助的，我们要把批评化作动力，积极地改变自己。不要浪费精力为自己辩解，应该虚心地听取别人的意见，采取积极的措施，付之行动。

如果我们消极的情绪长期多于积极的情绪，就会使自己陷入悲观消极中；如果我们没有坚定的意志品质，当我们遭遇挫折时，就无法承受磨难和压力；如果没有和谐的人际关系，就无法客观地评价他人、欣赏他人，也很难正确地认识自己；如果我们的行为反应不适度，在受到外界刺激时就会出现行为异常；如果我们无法悦纳自己，就不会接纳自己的不足，也不能进行自我激励，就会使我们觉得无法实现人生的意义；如果我们没有良好的社会适应能力，当环境发生改变时，就无法主动调整自己的行为目标和方式，更不能使我们的思想、言行和心理与社会环境保持协调。所以，心理健康对每个人都至关重要，我们要通过自身的努力来维护和促进自己的心理健康。

第二节 心理健康的标准

一、心理健康的标准

一个人的心理怎样才算是健康的，以什么作为心理健康的标志，心理健康的标准是什么？一般来说，心理健康的人都能够善待自己，善待他人，适应环境，情绪正常，人格和谐。心理健康的人并非没有痛苦和烦恼，而是他们能适时地从痛苦和烦恼中解脱出来，积极地寻求改变不利现状的新途径。他们能够深切领悟人生冲突的严峻性和不可回避性，也能深刻体察人性的阴阳、善恶。能够自由和适度地表达、展现自己的个性，并且能与环境和谐地相处。善于不断地学习，利用各种资源，不断地充实自己，享受美好的人生，同时也明白知足常乐的道理。不会去钻牛角尖，而是善于从不同角度看待问题。心理健康的人都拥有一个美好的生活。心理健康是一个非常复杂的问题，也是学术界研究的一个热点问题。

1. 中西方对于心理健康标准的观点

（1）美国著名的社会心理学家马斯洛和麦特曼提出的心理健康标准。

在20世纪50年代初提出了心理健康的10条标准。

① 有充分的自我安全感。

② 能充分了解自己，并能恰当地估量自己的能力。

③ 生活、理想切合实际。

④ 不脱离周围现实环境。

⑤ 能保持人格的完整和谐。

⑥ 善于从经验中学习。

⑦ 保持良好的人际关系。

⑧ 能适度地宣泄情绪和控制情绪。

⑨ 在符合团体要求的前提下，能有限度地发挥个性。

⑩ 在不违背社会规范的前提下，能适当地满足个人的基本要求。

（2）德国的精神病学家、教授舒尔兹提出的5项心理健康标准。

① 能够控制自己的生活。人无法永远保持理性，但起码应能有意识地引导自我的行动，并能接纳自己的命运。

② 能认识自己是怎样的一个人。能充分了解自己的长处和短处，宽待与悦纳属于自己的一切，让自己保持本来面貌，绝不加以伪装。

③ 能正视现实。

④ 能向新目标或新经验挑战。即对于富有挑战性的新目标或新经验的渴

望甚于对寂静而安定的人生的期待。

⑤ 有独特性的人格特质。

（3）世界心理卫生联合会提出的心理健康标准。

① 身体、智力、情绪十分和谐。

② 适应环境，人际关系中彼此能谦让。

③ 有幸福感。

④ 在工作和职业中，能充分发挥自己的能力，过高效率的生活。

（4）我国现代学者的心理健康标准。

结合西方与我国传统文化的心理健康观，我国有些学者认为心理健康并不是固定的状态，而应将它看成富有伸缩性的情况，其比较性多于绝对性，它不是使所有的人变成一个样子，而是使个人依据自己的情况获得充分发展，走上健康之路。

华中师范大学刘华山教授提出了心理健康应具备的6条标准。

① 对现实的正确认识。看问题能持客观的态度。

② 自知、自尊与自我接纳。能现实地评价自己，既不过分地显示自己，也不刻意地取悦别人。既接纳自己的优点，也接纳自己的缺点。

③ 自我调控的能力。能调节自己的行为，既能控制自己的冲动，又能调动自己的身心力量，在实践中实现自己更高级的目标。

④ 与人建立亲密关系的能力。关心他人，善于合作，不为满足自己的需要而苛求于人。

⑤ 人格结构的稳定与协调。这种稳定与协调包括理想与现实差距的调适、认知与情感的协调。

⑥ 生活热情与工作效率。人人都会有苦恼，但心理健康的人能从生活与工作中寻得快乐。

刘华山教授强调，除了以上6条标准外，心理健康还需要内外兼顾。所谓内外兼顾，是指：对外，要人际关系良好，行为符合规范；对内，基本需求获得满足，心理机能正常。与此相反的有两种人，一种人是只顾自己需要的满足，不顾社会规范，为了达到自己的目的，什么事都可以干。这种人一般具有反社会的人格，如许多犯罪分子就是如此。另一种人是千方百计让自己的行为符合社会要求，但又感到苦恼，因为自身的心理需求没有得到满足。比如，过去有很多劳动模范很努力地工作，星期天都不休息。不是他不想休息，而是迫于社会舆论的压力，他不能休息。久而久之，他的工作效率低下了，心理状态自然也不会好。只有行为既符合外界的规范，同时又能满足自己的心理需要，才符合心理健康的标准。

中国心理卫生协会心理治疗与心理咨询专业委员会首任主任委员许又新教授提出了以下评估心理健康的 3 条标准。

① 体验标准。体验标准是指一个人的主观体验和内心世界的状况，主要包括是否有良好的心情和恰当的自我评价等。

② 操作标准。操作标准是指通过观察、实验和测验等方法考察心理活动的过程和效应，其核心是效率，主要包括个人心理活动的效率和个人的社会效率或社会功能。例如，工作和学习效率的高低，人际关系和谐与否。

③ 发展标准。发展标准是指着重对人的个体心理发展状况进行纵向考察和分析。既要了解一个人过去的经历，又要估计他未来发展的可能性和趋势。

许又新教授认为衡量心理健康时，不能孤立地只考虑某一类标准，要把这三种标准联合起来综合考察。

2. 各年龄层次心理健康标准的不同

人从出生到死亡，要经历一系列的生命周期，不同时期有着不同的生理、心理发展特点，也有着不同的心理健康标准。

（1）青少年心理健康标准。

① 智力正常。

② 情绪稳定、积极乐观。

③ 有较好的社会适应性。

④ 有和谐的人际关系。

⑤ 反应能力适度与行为协调。

⑥ 心理年龄符合实际年龄。

⑦ 有心理自控能力。

⑧ 有健全的个性特征。

⑨ 有自信心。

⑩ 有心理耐受力。

（2）中年人心理健康标准。

① 感觉、知觉良好，判定事物不发生错觉。

② 记忆良好，如能够轻松地记住一读而过的七位数字电话号码。

③ 逻辑思维健全，考虑问题和回答问题时条理清楚、明确。

④ 想象力丰富，善于联想和类比，但不是胡思乱想。

⑤ 情感反应适度，碰到突发事件时处理恰当，情绪稳定。

⑥ 意志坚强，办事有始有终，不轻举妄动，不压抑伤悲，并能经得起悲痛和欢乐。

⑦ 态度和蔼，情绪乐观，能自得其乐，能自我消除怒气，注重自我修养。

⑧ 人际关系良好，乐于助人，也受他人欢迎。

⑨ 学习的爱好和能力基本保持不衰，关心各方面的信息，善于学习新知识、新技能。

⑩ 保持某种业余爱好，保持有所追求、有所向往的生活方式。

⑪ 与大多数人的心理基本一致，遵守公德和伦理观念。

⑫ 保持正常的行为。生活自理能力强，能有效地适应社会环境的变化。

（3）老年人心理健康标准。

① 有充分的安全感。

② 能充分地了解自己。

③ 生活目标切合实际。

④ 与外界环境保持接触。

⑤ 保持个性的完整与和谐。

⑥ 具有一定的学习能力。

⑦ 保持良好的人际关系。

⑧ 能适度地表达与控制自己的情绪。

⑨ 有限度地发挥自己的才能与兴趣爱好。

⑩ 在不违背社会道德规范的情况下，个人的基本需要得到一定程度的满足。

从以上关于心理健康标准的阐述中我们可以得到以下两点启示：

第一，由于人的社会生活和遗传因素是多样的，人的社会背景和个体差异是多方面的，所以人的心理健康的表现形式是多种多样的，衡量人的心理健康标准也应是相对的和多样的。

第二，心理健康的标准又具有统一性，心理学家普遍把正常的自我意识、适应环境能力、挫折的耐受能力作为心理健康的标准。

当我们掌握了心理健康标准，可以以此为依据进行心理健康自我诊断。当发现自己的心理状况某个或某几个方面与心理健康标准有一定距离，就可有针对性地加强心理锻炼，以期达到心理健康水平。

如果发现自己的心理状态严重地偏离心理健康标准，就要及时地求医，以便得到有针对性的治疗。

二、心理健康标准覆盖的方面

从对心理健康标准的讨论得知，人的社会背景和个体差异多种多样，所以人的心理健康的表现形式也是多种多样的，衡量人的心理健康标准也应是相对的和多样的。虽然各派学者对心理健康的认识不同，提出的标准也有所差异，但心理健康的标准又具有统一性，归纳起来，大致覆盖了人的心理过程和个性心理特征的各个方面，其中最重要的是认知、情绪、人格及社会适应四个方面。只有这四方面均健全的人，才能算作是心理健康的人。

（一）认知

认知是指人们获得知识和应用知识的过程，或信息加工的过程，这是人的最基本的心理过程。人脑接受外界输入的信息，经过头脑的加工处理，转换成内在的心理活动，进而支配人的行为，这个过程就是信息加工的过程，也就是认知过程。它包括感觉、知觉、记忆、思维、想象等。

1. 感觉

感觉是指客观事物的个别属性在人脑中的直接反映。客观事物直接作用于人的感官，引起神经冲动，由感觉神经传导至脑的相应部位，便产生感觉。

它分为两大类：

（1）外部感觉，指接受外部刺激，反映外界事物属性的感觉。包括视觉、听觉、嗅觉、味觉、皮肤感觉。

（2）内部感觉，指接受机体内部刺激，反映身体的位置、运动和内脏器官不同状态的感觉，包括运动觉、平衡觉、机体觉等。感觉不仅是人的心理活动的开端和来源，而且是人从事各种实践活动的必要条件。

2. 知觉

知觉是指人脑对直接作用于感觉器官的客观事物的各种特性或各个部分的综合反映。知觉是多种感觉器官协同活动的结果。如对物体形状的知觉是视觉和触觉、动觉等协同活动的结果。知觉有不同的分类，按感觉器官在知觉中起的主导作用，分为视知觉、听知觉、触知觉、嗅知觉和味知觉等；按知觉对象的不同性质，分为空间知觉、时间知觉和运动知觉；按知觉过程与主观意识联系程度的不同，又可分为无意知觉和有意知觉（观察）。知觉过程受到主体以往的知识经验和当前需要、情绪等多种因素的影响，有明显的主观性和个别差异。

3. 记忆

记忆是指对过去经历过的事物在人脑中的反映，包括识记、保持、回忆或再认三个基本过程。记忆不仅在人的心理活动中具有基石的作用，而且在人的各种实践活动中具有积累和借鉴经验的作用。

4. 思维

思维是指人脑对客观事物的间接的和概括的反映，它反映的是事物的本质属性和事物的内部客观规律。思维同感知觉一样是人脑对客观现实的反映。感知觉所反映的是事物的个别属性和整体属性，属于感性认知；而思维所反映的是一类事物共同的本质的属性和事物间内在的、必然的联系，属于理性认知。在认识的过程中，思维实现从现象到本质、从感性到理性的转化，使人达到对客观事物的理性认识，从而构成了人类认识的高级阶段。在日常生活中，我们每时每刻都离不开思维，我们用它学习知识、解决问题，用它探索新知、创造未来。

5．想象

想象是指在外界现实刺激物影响下，在头脑中对过去形成的若干表象进行加工改造而形成的心理过程。表象是想象的素材，但想象不是表象的简单再现，而是对表象进行加工改造，重新组合形成新形象的过程。想象有形象性和新颖性的特点，是一种创造性的客观反映现实的形式。想象力属于人所特有的高级认知过程，人的想象是在广泛的感知、丰富的经验、渊博的知识的基础上产生的。想象与创新相联系，有想象才能有创新，因此想象力也是个体重要的心理品质。

（二）情绪

1．情绪和情感的概念

情绪（Emotion）和情感（Feeling）是指客观事物是否符合个体需要而产生的态度体验。

2．情绪和情感的关系

情绪和情感是同一心理过程的两个不同方面，一般情况下人们对情绪和情感并不做严格的区别，多用“情绪”一词，但情绪和情感是两个不同的概念。

（1）情绪和情感的区别。

① 从需要的角度看，情绪是与机体的生理需要相联系的体验，如人们对水、空气、运动等需要所产生的是较低级的、简单的体验；而情感是与人们的社会性需要相联系的体验，如道德感、理智感等，是高级、复杂的体验。

② 从发生的角度看，情绪是人和动物均具备的，它带有本能的特点，如婴儿无须学习就会对巨大的声响表现出恐惧；而情感则是人类独有的心理现象，是个体在社会生活中逐渐发展起来的。

③ 从稳定性程度看，情绪带有情境性、短暂性和不稳定性的特点，它往

往随着情境的改变而改变；而情感则具有较大的稳定性、深刻性和持久性，是人对事物稳定态度的反映。

④ 从表现方式看，情绪较为强烈，冲动性较大，具有明显的外部表现；而情感一般较微弱，较少冲动，外部表现不明显。

（2）情绪和情感的联系。

情绪和情感虽然不尽相同，却是不可分割的。一般来说，情感是在多次情绪体验的基础上形成的，并通过情绪表现出来；反过来，情绪的表现和变化又受已形成的情感的制约。因此，情绪是情感的基础和外部表现，情感是情绪的深化和本质内容。

所有的心理活动都是在一定情绪的基础上进行的，因而情绪是身心联系的桥梁和纽带；同时情绪具有明显的生理反应成分，直接关系到人们的身心健康。乐观、开朗等正性情绪能提高神经系统的活力，使体内各器官的活动协调一致，可充分发挥整个机体的潜能，有利于心理和生理健康。焦虑、抑郁等负性情绪常常会损害身心健康，甚至导致疾病。

（三）人格

1. 人格的概念

人格（Personality）是指一个人的整体精神面貌，是具有一定倾向性的心理特征的总和。人格主要由人格倾向性和人格心理特征两部分组成。人格倾向性主要反映人对事物的稳定的态度和行为倾向，包括需要、动机、兴趣、理想、信念、世界观等，其核心是需要。人格心理特征是指人在心理过程中经常表现出来的稳定的心理特征，包括气质、性格和能力。

2. 人格的特征

（1）整体性。人格是由各种稳定的心理特征和心理倾向组成的有机整体，其各个组成部分相互制约、相互联系。如果其中某一部分发生改变，其他部分也将随之发生改变。

（2）稳定性与可塑性。稳定性是指个体的人格特征具有跨时间和空间的一致性。但是人格绝不是终身不变的，当生活中遭遇一些重大事件或挫折后，往往在一定程度上会造成人格的变化，这就是人格的可塑性。因此，人格是稳定性和可塑性的统一。

（3）独特性与共同性。独特性是指构成人格的各种因素在每个人身上的组合方式和侧重点各不相同。如有的人知觉事物较全面，善于分析；有的人知觉事物较粗略，善于概括；有的人情感较丰富；有的人情感较冷淡；等等。虽然如此，但人格也具有共同性。人格的共同性是指某一群体、某个民族或某个阶级在一定的环境中形成的共同心理特点。每个人正是兼具了独特性与共同性两方面的特点，才组成了复杂的心理面貌。

（4）社会性与生物性。人格是在先天的生物基础上，通过后天的社会作用逐渐形成起来的。因此，人格所具有的生物性是人格形成的物质基础，同时，在很大程度上又受到社会文化、教育和环境的影响，是生物性与社会性的统一。

3. 人格的形成、发展及其影响因素

人格的形成与发展离不开先天遗传与后天环境的共同作用。人格形成的过程是在一定的社会文化背景下，通过与环境的相互作用，由自然人转化为社会人的过程。综合来看，后天环境主要通过家庭、学校、社会对人格产生影响。

（四）社会适应

社会适应一词最早由英国哲学家、社会学家、教育家赫伯特·斯宾塞提出，是指个体逐渐地接受现有社会的道德规范与行为准则，对于环境中的社会刺激能够在规范允许的范围内做出反应的过程。社会适应对个体有着重要意义。如果一个人不能与社会取得一致，就会产生对所处环境中的一切格格不入的心理状态，久而久之，容易引起心理变态。人类可以通过语言、风俗、法律以及社会制度等控制，使自己与社会相适应。

社会适应是个体与各种环境因素连续而不断改变的相互作用过程。它有三个基本组成部分：

（1）个体。个体是指社会适应过程的主体。

（2）情境。情境与个体相互作用，不仅对个体提出了自然的和社会的要求，而且也是个体实现自己需要的来源，人际关系是个体在社会适应过程中情境的重要部分。

（3）改变。它是社会适应的中心环节，不仅包括个体改变自己，以适应环境，而且包括个体改变环境，使之适合自己的需要。

一般认为社会适应能力包括以下一些方面：个人生活自理能力、基本劳动能力、选择并从事某种职业的能力、社会交往能力、用道德规范约束自己的能力。从某种意义上来说就是指社交能力、处事能力、人际关系能力。同时，社会适应能力是反映一个人综合素质能力高低的间接表现，是人这个个体融入社会、接纳社会能力的表现。

三、护理人员应具备的心理素质

1. 智力素质

护理人员要有敏锐的观察力、良好的注意力、准确的记忆力、坚强的意志力、独立的思维能力。

2. 情绪素质

护理人员要掌握情绪管理及解调的方式和途径，保持稳定、愉快的情绪是护理人员极为重要的心理品质。

3. 人格素质

人格素质主要是指护理人员的个性特征，良好的个性特征有利于护理人员角色功能的发挥。

4. 人际素质

护理人员是连接医院各种复杂人际关系的纽带，始终处在护患关系的中心，需要具备较好的人际交往及沟通能力。

第三节 护理人员实现心理健康的途径

一、发展护理人员更大的心理效能

护理人员作为医疗机构的重要组成人员，其职责是向患者提供良好的身心护理。随着社会文明的进步、护理科学的迅速发展，当代护理人员除了具备良好的护理专业知识和技能外，还必须具备健康的心理。

实际护理工作中，护理人员受到劳动强度大、职业风险高、社会环境压力大、个人成就感低等多方面的因素困扰，身体、精神长期处于高压应激状态，心理亚健康问题早已成为护理人员的共性问题。

护理人员是提供医疗卫生服务的特殊群体，护理人员的心理状态好坏会直接影响护理工作质量的优劣，因此他们的心理健康状况也将直接影响着人类的健康事业以及人们的生活质量。要提高护理工作的质量与效率，须提高护理人员的心理健康状态，只有注重提高护理人员的心理状态，护理质量才能稳步提高。

护理人员的优良的心理状态并非生来就有的，而要靠崇高的理想和坚强的意志，并在护理实践中刻苦磨炼、逐渐发展和培养起来。维护护理人员的心理健康需要护理管理者、教育者以及广大护理人员共同致力解决。

护理人员要培养和拥有良好的心理状态需要从以下九个方面努力。其中，前五个方面是外部环境因素的营造，为护理人员的健康心理提供必要的条件支持；后四个方面是护理人员内在潜力的挖掘，为其健康心理提供持续的动力驱动。

（一）建立医院文化

医院文化是凝聚人心、增强医院竞争力的无形资产和力量，是医院生存和发展的源动力。推进医院的文化建设，其实质是医院对员工素质的培养和提高。营造人性化工作环境，解除护理人员的心理压力，管理者应为护理人员营造宽松、愉悦、团结、奋进的工作氛围，培养缜密、热情、精细、顽强、幽默的工作团队，通过具体的减压措施，如定期组织运动比赛、郊游、文艺表演等活动，协助护理人员放松心情，缓解压力。通过不断提升医院文化建设，建立一支专业化、科学化并且积极向上的护理队伍。

（二）推行“人性化”的管理

在临床工作管理中，对护理人员进行人性化的管理也是提升护理人员心理健康水平不可或缺的重要手段。这其中，护士长的职责尤为重要。护士长既是护理工作的监督者、管理者，更是在护理战线上和众多护理人员一起战斗的战友。护士长要讲究工作艺术，施行“情感管理”，做护理人员情感的支持者。护士长对待下属应多用情、少用权，以情感人，要避免专横、粗暴和“一言堂”的管理方法；要尊重下属的人格，决不滥用职权，损害他人自尊；并且要根据护理人员不同的个性心理特征、承受能力，施行个性化的管理，避免增加护理人员的心理压力。

（三）创造良好的外部环境

各级护理工作管理者应当注重开展公共关系活动，协助护理人员建立良好的外部关系和社会认知环境。社会支持不但能对应激状态下的个体提供保护，即对应激起到缓冲作用，而且对维护个人良好的情绪体验具有重要意义。社会支持包括来自家庭、朋友以及上级领导的支持、认同和鼓励。各级领导应该给予护理人员群体关心和重视，鼓励护理人员正确面对工作中的问题，以积极乐观的心态去适应环境。这不仅对社会公众了解、认识护理人员可起到重要的推动作用，而且能在全社会形成尊重护理人员的良好风气，提高护理人员的社会地位。同时，建立良好的护患关系，要求护理人员理解、体贴患者，为患者提供正确的信息，纠正患者错误的认知，帮助患者尽快适应病房环境，其本身就是一种有效的社会支持。

（四）建立心理督导机构，完善心理干预机制

护理工作管理者积极地为护理人员建立心理督导机构，完善心理干预机制，这样可以大幅度提高护理人员心理健康指数。可组织心理咨询小组或借助心理咨询机构从关注护理人员心理能力健康的角度出发，深入科室对护理人员的心理健康进行疏导和维护；可以采取个人、小组、团队等形式，定期开展咨询，以舒缓护理人员的心理压力；对突发事件引发的各类危机，应建立强有力的心理干预方案，协助护理人员正确对待工作压力，提高护理人员感知自我和他人情绪的能力，帮助护理人员掌握疏导负面情绪的方法。

（五）强化法律意识，加强护理人员的自我防护

在日常工作中，强化护理人员的法律意识，充分利用国家强制力量，赋予他们强有力的武器，这是他们在遇到一些特殊事件时最大的鼓励和支持，也更容易让他们得到社会大众的认可和支持。

（六）开发护理人员的心理效能

护理人员的心理效能是指护理工作者的心理活动在护理工作中发挥的作用，主要是指对护理人员自身或他人产生的心理影响。在实际工作中，护理人员的心理活动发挥作用的情况是不同的，有时起积极作用，有时起消极作用；有时起的作用大，有时起的作用小。护理人员的心理状态好坏也会直接影响护理工作的质量。可以说，临床护理工作的质量是护理人员心理状态的镜像反映，护理人员良好的心理状态也是提高护理工作质量的动力。积极有效地开发护理人员自身生理效能的潜力，也是提升护理人员心理健康水平的有效手段。

（七）让效能带动潜力

一个处于低效能状态的人，无论是在主观因素上，还是在客观因素上，都没有发挥潜力。所谓潜力，就是潜在的还没有发挥出来的力量和能力。才能没有发挥出来，其原因是多方面的，或没有机会，或自我没有意识到自己已具备某方面的才能。当外界的环境发生改变，压力迫使你必须比平时更强大时，潜力才会被挖掘出来。著名的“蓝伯格定理”就曾阐述适当的压力就是最好的动力。当压力适当时，人才会对工作充满激情。所以，广大护理人员应调整心态，积极地投入工作。

（八）培养护理人员自身对挫折的承受能力

前面已说过，护理人员的优良心理状态并非生来就有的，而是在护理实践中刻苦磨炼、逐渐发展和培养起来的。增进护理人员良好的心理状态，需要让他们树立献身护理事业的崇高理想，不断更新知识结构，培养优良的心理素养。护理人员只有不断地通过实践锻炼，才能理解护理工作的价值和意义，才能懂得为什么工作和应当怎样工作，从而为了实现自己的理想而主动自觉地加强优良品质的培养。也只有这样，护理人员才能逐渐地克服自己的缺点，优化自己的心理素养，逐步提升自己的耐压、抗压能力，提升自身对挫折的承受能力，进而获得健康的心理状态。

（九）养成良好的生活习惯

身心是一体的，身体放松了，心情自然会放松。对于长期处于高压、快节奏下的护理人员，健康的身体是保证心理健康必不可少的基本要求。进行身体放松训练，可以舒缓心情。每个人的放松习惯不一样，可选择适合自己的项目。体育锻炼是一种简单的放松方式，跑步、健身、打球都可以使身心得到放松。坚持户外运动，既可以欣赏风景，又能达到锻炼的目的。瑜伽是一种男女老少都适合的放松训练，通过呼吸的调整、肢体的活动，可以改善人的身心健康，从而达到缓解应激反应和提高应对应激反应的能力。通过饮食调节和营养搭配，多食富含维生素、矿物质等的食物，可以减少情绪上的应激反应对身体的伤害。养成良好的作息制度，保证足够的休息和睡眠时间，可有助于消除疲劳，放松精神，从而有充沛的精力应对各种挑战。

二、心理保健是实现心理健康的重要途径

心理学家英格里希曾认为，心理健康是一种持续的心理状态，当事者在那种状态下，具有良好的生命活力、积极的内心体验、较强的社会适应，且能够有效地发挥个人的身心潜力。的确，心理健康既是抽象的，即建设内心的积极力量、追求内心幸福的状态；又是具体的，即认知正常、情感协调、意志健全、人格完整、社会适应良好、能够充分发挥自我潜能。

（一）心理保健对实现心理健康的意义

心理保健的目的是预防心理问题，维护心理健康。保健的重点应在于通过生活、工作和休息的适当调整，保证良好的心理状态。那么，什么是良好的心理状态呢？美国著名的社会心理学家马斯洛曾经提出10项标准（见本章第一节）。

人们常说，“心病还要心药医”。实际上，病由心生，亦由心去，“身病也须心药医”，健身先要健心，养心比养身更重要。因此，护理人员首先应该正确认知心理保健的作用。事实上，正常人看心理医生也属于心理保健的范畴，用不着找什么重大理由，更不要误入看心理医生的误区。有些人因为偏见，担心看心理医生被人说成“精神病”。实际上大多数人寻求心理医生的帮助，只是为了获得更加积极的心理状态，真正的“病人”只占很小一部分。有些人心理坚强或者性格开朗，可以通过自我调节、“倾诉”、“宣泄”等方式使心理问题“自愈”，但更多的人须借助外界力量的科学引导，通过心理保健的方式，获得更好的治愈效果。

当下，心理健康已经不再是奢侈品，也不应仅仅作为装饰品，应成为全民的必需品。国家需要实施全民健心工程，提升心理健康指数。对于工作压力大、面临问题多、长期处于亚健康状态、心理波动大的护理工作者来说，就显得尤为重要。

（二）心理保健实现的方法

心理保健是实现心理健康的重要途径，其方法很多。乐观豁达的人，可能自己在不知不觉中就完成了心理保健；孤僻冷漠的人，可能完成同样的心理保健需要借助更多外力。

现代心理学的一种观点是：人们的心情不是直接由所谓的“消极事件”引起的，而是通过自己对这类事件不恰当的认识引起的。同样遇到事情，认识不同，引起的情绪反应也就不同。这就说明了，同样压力、同样问题对于不同的人来说，产生的心理情绪作用都是不同的。同一件事情，对有些人来说，它不是问题；对有些人来说，它只是个小问题，他们能很快找到克服的办法；而对有些人来说，则是难以逾越的鸿沟。

因此，心理保健服务主要就是针对最后一种人，帮助他们改变不健康的心理状态，积极转向健康的心理状态，进而提升他们的生活品质、工作质量乃至生活方式。

心理保健的方式有很多，其中最为普遍或者最简单有效的一种方法，就是依靠心理医生或者心理疏导人员的一张嘴，甚至会有人不屑地说：心理治疗不就是聊天嘛！其实，这样说也不无道理，语言是最基本的治疗工具，谈话本身就是最基本的治疗手段。

心理工作者会根据心理治疗理论，利用一定的治疗技术，通过语言这个工具来影响或者改变来访者的认识，消除或者缓解其心理问题或者障碍，促进其人格向健康协调的方向发展，从而调动其积极性，并最终强化积极的心理因素或者帮助他们战胜心理上的问题。因此，我们在做心理保健过程中，也需要自身和心理工作者建立起一种温暖、包容与和谐的关系，也只有在这种不敌对的氛围下，才能减轻焦虑，逐渐化解负面的心理因素。

（三）依靠自身进行心理保健的方法

除了依靠外力进行心理保健外，培养内在性格、品性，也是一种积极的心理保健的方式，而且通常情况下，这种内在因子的改变，即是心理疏导或者心理治疗后的心理保健延续，更是维系心理健康真正有益的长效机制。

首先，逐渐培养对所从事的工作的兴趣。兴趣的产生与大脑皮层上的兴奋点相联系，对从事感兴趣的工作不易疲倦，而对从事无兴趣的工作易产生心理负担。如果发现自己对本职工作不感兴趣，也不必紧张、忧虑而造成思想负担，应想办法努力培养自己的兴趣。

其次，为自己创造一个和谐的人际环境，做到与人为善，和亲友、同事等处好关系。经验表明，人只有生活在融洽、快乐的气氛中，才能有愉快的心境、开朗的性格、健康的身心。

此外，对于个人来说，最为有效的自我心理保健是磨炼意志。意志坚强的人不仅在生理疲劳时能继续顽强地生存下去，而且在负能状态下也能克服惰性，努力完成任务，达成目标。因此，平时要从小事做起，培养胜不骄、败不馁、百折不挠的顽强意志。

有时候，我们也需要有“退后一步自然宽”的自我减压策略。我们要具有正确的心理保健意识，掌握正确的方法和技术，掌握心理调适策略和训练技巧，加强压力的自我管理，有效调适自我心态，提升心理的自我调适能力，进而寻求内心的自慰和平衡。

（四）护理人员的心理保健的特点

由于护理工作有着区别于其他工作的特点，特别是护理人员需要面对一些和常人不同的心理压力环境，比如长期的夜班、长期存在的医疗风险、长期的护患比不足、经常面对生老病死等情况，这导致护理人员的心理保健有着区别于普通心理保健的特点。

相对于普通人来说，护理人员因为本身大多具有一定的医学知识背景，因此他们易于学习有关心理保健相关的专业知识，并愿意采用科学有效的方法去梳理心理负能。但同时，也正是因为他们有相关的医学知识背景，在对他们进行心理保健时也可能存在相对难以实现疏导的情况，这就要求在进行外力干预时，需要更加专业、更加系统的方式和方法。

护理人员长期工作的环境为负能量聚集区，病人的呻吟，逝者的哀号，甚至面对死亡、贫穷的无力，这些都会不断呈现在护理人员面前，这就决定了护理人员的心理保健一定是一个长期的过程，即没有一蹴而就的可能，也没有一劳永逸的办法，而且它一定是一个此消彼长的动态变化过程。正因为如此，只有当心理保健成为人们日常生活常态化、寻常化的一部分，才能真正实现有价值的心理保健，进而实现护理人员心理健康的预期。

第二章

护理人员的情绪管理

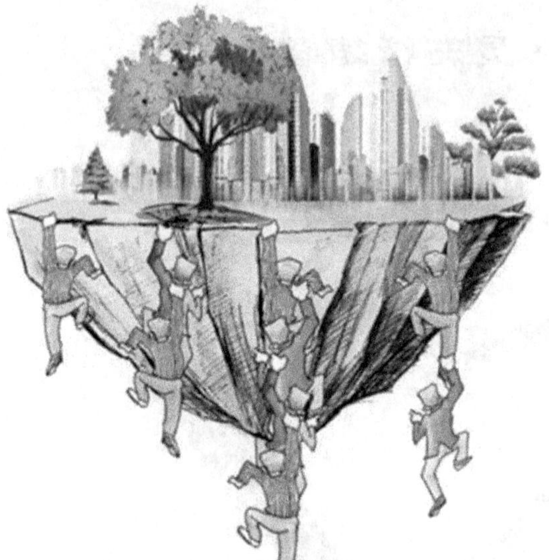

第一节　情绪与身心健康的关系

一、情绪概述

什么叫作情绪呢？喜悦是一种情绪，悲伤也是一种情绪。在生活中，我们可能会因为别人的一句赞美而高兴，也会因为做错一件事情而感到懊恼。

关于“情绪”的确切含义，心理学家、哲学家们已经辩论了100多年。情绪，是人各种感觉、思想和行为的一种综合的心理和生理状态，是对外界刺激所产生的心理反应以及附带的生理反应，如喜、怒、哀、惧等。情绪是个人的主观体验和感受，常跟心情、气质、性格和性情有关。总的来说，情绪包括生理变化、主观感觉、表情、行为冲动四个方面。

（一）情绪产生的理论

情绪又是如何产生的呢？情绪的产生有两种理论。

1. 情绪的外周理论——詹姆斯-兰格理论

美国心理学家詹姆斯和丹麦生理学家兰格分别提出内容相同的一种情绪理论，他们强调情绪的产生是自主神经活动的产物，后人称它为情绪的外周理论，即情绪刺激引起身体的生理反应，而生理反应进一步导致情绪体验的产生。詹姆斯提出情绪是对身体变化的知觉。在他看来，是先有机体的生理变化，而后才有情绪。所以悲伤由哭泣引起，恐惧由战栗引起。兰格认为情绪是内脏活动的结果，他特别强调情绪与血管变化的关系。詹姆斯-兰格理论看到了情绪与机体变化的直接关系，强调了自主神经系统在情绪产生中的作用；但是，他们片面强调自主神经系统的作用，忽视了中枢神经系统的调节、控制作用，因而引起了很多的争议。

2. 坎农-巴德学说

美国生理学家坎农对詹姆斯-兰格理论提出了三点疑问：第一，机体上的生理变化，在各种情绪状态下并无多大的差异，因此根据生理变化很难分辨各种不同的情绪。第二，机体的生理变化受自主神经系统的支配，这种变化缓慢，不足以说明情绪瞬息变化的事实。第三，机体的某些生理变化可由药物引起，但某些药物只能使生理状态激活，而不能产生情绪。坎农认为情绪的中心不在外周神经系统，而在中枢神经系统的丘脑。由外界刺激引起感觉器官的神经冲动，通过内导神经传至丘脑；再由丘脑同时向上、向下发出神经冲动，向上传至大脑，产生情绪的主观体验，向下传至交感神经，引起机体的生理变化，如血压升高、心跳加快、瞳孔放大、内分泌增多和肌肉紧张等，使个体生理上进入应激准备状态。这里我们对坎农-巴德学说举一个例子加以说明。

某人遇到一只老虎，由视觉感官引起的冲动，经内导神经传至丘脑，在此更换神经元后，同时发出两种冲动：一种冲动是经过体干神经系统和自主神经系统到达骨骼肌和内脏，引起应激生理反应。另一种冲动传至大脑，使某人意识到老虎的出现。这时某人的大脑中可能有两种意识活动：其一，认为老虎是驯养动物，并不可怕。因此，大脑即将神经冲动传至丘脑，并转而控制自主神经系统的活动，使应激生理状态受到压抑，恢复平衡。其二，认为老虎是可怕的，会伤害到人，大脑对丘脑抑制解除，使自主神经系统活跃起来，加强身体的应激生理反应，并采取行动尽快逃避，于是产生了恐惧，随着逃跑时生理变化的加剧，恐惧情绪体验也加强了。因此，情绪体验和生理变化是同时发生的，它们都受丘脑的控制。

除了情绪产生的理论，关于情绪认知的理论也有多种，如美国心理学家阿诺德的“评定-兴奋学说”，沙赫特的两因素情绪理论，拉扎勒斯的“认知-评价理论”，等等。

（二）情绪的外部表现

根据情绪的理论，不难推测情绪的外部表现形式也是多种多样的，我们将情绪的外部表现称为表情，它是在情绪状态发生时身体各部分动作的量化形式，主要体现在以下三个方面。

1. 面部表情

面部表情是指通过眼部肌肉、颜面肌肉和口部肌肉的变化来表现各种情绪状态。例如，人们在高兴的时候面部会出现额眉平展、面颊上提、嘴角上翘，在感到惊讶的时候眼睛和嘴巴会放大。

2. 姿态表情

姿态表情可以分为身体表情和手势，头、手和脚是表达情绪的主要身体部位。例如，人在开心的时候手舞足蹈，悔恨的时候顿足捶胸，害怕的时候手足无措，害羞的时候扭扭捏捏。在日常生活中，我们所看到的舞蹈和哑剧都是演员用身体表情和面部表情来展现其中蕴含的情感的。

3. 言语表情

言语表情又称为语调表情，是指情绪在言语的声调、节速和速度上的表现。例如，人们在高兴的时候说话的音调轻快，痛苦的时候音调低沉且语速缓慢，愤怒的时候音量高而急促。

除了表情以外，我们在产生某种情绪的时候，也会相应地引起一些生理的反应，主要包括循环系统、呼吸系统、脑电波、皮肤电反应、内分泌腺等方面的变化。例如，人们在焦虑的时候，呼吸会变得急促，心率和血压会升高。测谎仪所依据的原理就是人在说谎的时候必然会产生一些生理变化，常用的生理指标有呼吸、血压和皮肤电反应。

二、情绪与健康

俗话说，“笑一笑，十年少”，从这句话里我们不难看出，积极情绪有益于健康。那积极情绪与消极情绪又是如何来定义的呢?

美国心理学家拉塞尔（Russell）曾提出情绪的环形模型，即情绪的二维理论，认为情绪有两个维度：愉快度和唤醒度，唤醒度维度是从低唤醒到高唤醒，愉快度维度是从不愉快到愉快。人们对消极情绪和积极情绪的划分就是根据这两个维度中的愉快度维度来划分的。如果感到愉快，就是积极情绪；如果感到不愉快，就是消极情绪。也有人认为积极情绪是当事情进展得比较顺利时的那种好的感受，消极情绪是指生活事件对人的心理所造成的负面影响。

以下是一些有关积极情绪与消极情绪作用的名句。

一切顽固沉重的忧悒和焦虑，足以给各种疾病大开方便之门。

——巴甫洛夫

绝望是对无法获取任何益处的处境的想法，其作用因人而异；有时会带来不安或痛苦；有时会带来平静和懒散。——洛克

悲观的人虽生犹死，乐观的人永生不老。——拜伦

从这些名句中我们可以得出积极情绪与消极情绪会对人带来不同的作用。积极情绪有三个重要的功能，即支持应对、缓解压力、恢复被压力消耗的资源。美国著名的心理学家弗雷德里克森（Fredrickson）通过研究得出，相对于中性状态，高兴、满足等积极情绪可以拓宽注意范围和思维活动序列，提高行动效能，有助于机体获得身体、智力和社会资源，并且积极情绪能促进人的记忆功能和提取更多的积极材料，使得人们能够有效、灵活地解决问题。此外，积极情绪与身心健康也相互关联，积极情绪可以提高主观幸福感，改善人际交往，还能影响内分泌腺的变化，使肾上腺素分泌增加，血糖增高，碳水化合物代谢加速，新陈代谢旺盛。

相对来说，适度的消极情绪有时候是有益的，如在适度的焦虑情绪下，大脑和神经系统的张力增加，思考能力亢进，反应速度加快，从而能提高学习和工作的效率。但是，如果个体长期处于消极情绪状态下，大脑皮层的高级心智活动会受到抑制，认识范围会缩小，不能对自身行为的意义及后果做出正确的评价，自制力降低，学习和工作效率也会下降。当某个人的心理成熟能力低下并且他的情绪一直处于消极状态，这时候如果不能及时地缓解和疏散不良情绪，可能会引起心理疾病。

总的来说，积极情绪对人是有益的，消极情绪对人可能是有益的，也可能是有害的。下面我们通过具体的例子来了解一下积极情绪与消极情绪的作用。

以癌症为例，根据大量研究表明，人的个性特征和情绪体验与癌症有

关。一些充满着心理矛盾、压抑、不安全感和不愉快情绪体验的人容易得癌症，这样的人，由于大脑处于紧张状态，激素的分泌发生变化，减弱了人的免疫能力，因而容易致癌。

20 世纪 50 年代，美国心脏病学专家弗里德曼和罗森曼研究确定了两种行为模式：A 型和 B 型。A 型行为模式是一种复杂的行为和情绪模式，包括极端好胜、富有攻击性、有时间紧迫感和怀有敌意。A 型的人通常对生活中的某些方面感到不满，极富竞争性且野心勃勃，通常是一个孤独者。B 型行为模式的人则恰好相反，他们竞争欲望不强，对别人较少有敌意。弗里德曼等人的报告指出，那些显示出 A 型行为模式的人比一般人群更容易患上冠心病。

中医也提出情绪对健康有着重要的影响，如《黄帝内经》说："怒伤肝，喜伤心，思伤脾，悲伤肺，恐伤肾。"

怒伤肝——怒是较为常见的一种情绪，怒则气上，肝失条达，肝气就会横逆。有些人发怒后，常感到胁痛或两肋下发闷而不舒服就是这个原因，中医称其为"肝气横逆，克犯脾土"。

喜伤心——喜是心情愉快的表现，喜可使气血流通、肌肉放松，有益于身体消除疲劳。但如果过于欢喜，则损伤心气，人们常说的"乐极生悲"就是这个意思。

思伤脾——如果过于集中精力去思考问题而导致思虑过度，会损害脾的运化和升清功能，出现头昏、心慌、呕吐、腹胀、腹泻等症状。

悲伤肺——人在悲伤忧愁时，会影响肺的宣发与速降功能，导致肺气闭塞，故常有呼吸气短、胸闷等症状。

恐伤肾——害怕、惊吓和恐惧使肾气下陷，可出现小便失禁。

综上可以得知，积极情绪对我们的身心健康有正性的作用，而消极情绪需要我们去调控得当，否则会对身心产生不利的影响，导致各种疾病的发生。

第二节 调节情绪的方法

既然情绪对我们的身心健康有着诸多影响，那么当我们产生了不良情绪的时候，应当如何去调节呢?

一、调节情绪的主要方法

（一）理智分析法

1. 升华

人生应该树立有价值的目标，一个人能把自己的生活基调定在实现远大目标的基础上，就为自身的人生道路找到了正确的方向，就容易克服前进中遇到的挫折和坎坷。因而，人应该自觉地树立有所作为的人生目标，培养战胜困难的精神，并学会从中体验战胜困难的快乐。

把产生的消极情绪，像痛苦、怨愤、嫉妒转化为积极有益的行动，即以高境界形式表现出来，谓之升华，即常说的“化悲痛为力量”。把单相思转化为热爱集体、珍惜友谊的高级情感，既宣泄了积蓄的能量，又陶冶了情操。身处逆境，忍辱负重，但乐观进取，自强不息，取得了出众的成绩，为世人传颂，这是升华的典型。升华是调节消极情绪最高、也是最佳的一种形式。

2. 分析

不少消极情绪，往往是由于对事情的真相缺乏了解或者误解而产生的。我们需要冷静地、理智地分析一下，自己对事物的认识是否正确。当发现事情并不像自己认为的那样时，消极情绪也就不解自消了。消极情绪有时是因思想的狭隘性而强化的。当产生某种消极情绪时，会逐渐地把主体的思想卷入这种情绪的旋涡中去，忧者更忧，怒者更怒，至于其他方面，则忽视、排斥了。这就需要进行辩证思维，多侧面、多角度去思考问题，当发现事情的积极意义时，消极情绪就可以转化为积极情绪。此外，还要学会“心理置换”，当与其他人争执而动怒时，设身处地地为对方着想，也许就可以心平气和了。

3. 积极的自我暗示

自我暗示又称自我肯定，是对某种事物通过语言、形象、想象等方式进行有力、积极的叙述，从而对自己施加积极影响的过程。自我暗示是一种强有力的技巧，一种能在短时间内改变我们对生活的态度和期望的技巧。它分为消极的自我暗示与积极的自我暗示两种。消极的自我暗示则是对自己施加消极影响的过程，它会加强我们个性中的弱点，唤醒我们潜藏在心灵深处的自卑、怯懦、嫉妒等，从而影响情绪。积极的自我暗示能让我们保持良好的心情、乐观的情绪和自信心，从而调动人的内在因素，发挥主观能动性。进行积极的自我暗示时特别需要注意的是不要说对自己有负面影响的语言。比如：你忙碌了一天回家，不要说“我累坏了”，而要说“忙了一天，现在真轻松”；不要说“为什么失败的是我呢”，而要说“有什么理由不是呢”；不要说“我不会失败”，而要说“我一定能成功”；不要说“我没有病”，而应该说“我很健康”；等等。我们越是经常性地有意识地选择积极、夸张的语言，我们就越容易创造出一个积极的现实。积极的心理暗示可以对人复杂的、波动的心理状况起镇定作用、集中作用和提醒作用。

（二）宣泄法

合理宣泄情绪，是指在适当的场合，用适当的方式，来排解心中的不良情绪。宣泄可以防止不良情绪对人体的危害。

1. 哭

哭指适当地哭一场。从科学的观点看，哭是自我心理保护的一种措施，它可以释放不良情绪产生的能量，调节机体的平衡。哭是解除紧张、烦恼、痛苦的好方法。尤其是对突如其来的打击所造成的高度紧张、极度痛苦，可以起到缓解作用，防止痛苦越陷越深，不能自拔。许多人哭过后，痛苦、悲伤的心情就会减少许多。

2. 喊

喊指痛快地喊一回。当受到不良情绪困扰时，不妨痛快地喊一回。通过急促的、强烈的、无拘无束的喊叫，将内心的积郁发泄出来。

3. 诉

诉指向亲朋好友倾诉衷肠。向朋友诉说是一种良好的宣泄方法。把不愉快的事情隐藏在心中，会增加心理负担。找人倾诉烦恼，不仅可以使心情舒畅，而且能得到别人的安慰、开导以及解决问题的方法。正如培根所言："把快乐告诉一个朋友，将得到两个快乐；把忧愁向一个朋友述说，则只剩下半个忧愁。"

4. 动

动指进行适当的运动。当一个人情绪低落时，往往不爱运动，越不运动，注意力就越不易转移，情绪就越低落，容易形成恶性循环。因此，可以通过跑步、打球等体育活动改变不良情绪。

合理宣泄不同于放纵自己的感情，不同于任性和胡闹。如果不分时间、场合、地点而随意发泄，不仅不能有效地调控情绪，还会造成不良的后果。

（三）放松法

可利用多种放松法调节情绪，如呼吸放松法、冥想放松法、肌肉放松法、想象放松法等。这里主要介绍呼吸放松法和冥想放松法。

1. 呼吸放松法

呼吸放松法分五步进行：第一步，让自己安静下来；第二步，用鼻孔慢慢地吸气，想象"气从口腔顺着气管进入腹部"，随着吸入的气的不断增加，腹部慢慢地鼓起来；第三步，吸足气后，稍微屏息一下，想象"吸入的氧气与血管里的浊气进行交换"；第四步，用口、鼻同时将气从腹中慢慢地自然呼出，腹部慢慢地瘪下去；第五步，睁眼，恢复原状。呼吸放松法的特点是见效快。在紧张时只要进行2～3次深呼吸，就可以起到放松的作用。

2. 冥想放松法

冥想放松法即重复说一些自己编排的指令（如"我双臂发热"），此时便感觉到身体上会出现由该指令所描述的效果。冥想放松法非常简便，不断重复以下6个步骤的指令，便可实现放松。第一，设想一个舒适的身体姿势，不要支撑身体；第二，松开紧身的衣服、首饰；第三，置身于安静的环境中；第四，当发指令时，要为积极地体察自己的感觉做好准备；第五，发指令时做平稳的呼吸动作；第六，做完一段动作时，做些恢复身体灵敏的动作，并以积极的建议结束练习，如“当我睁开眼睛时，我感觉非常轻松”。

（四）音乐调节法

音乐是人类精神生活中不可缺少的一部分，也是调节情绪的一剂良药。我国古代名医朱震亨曾说过，“乐者，亦为药也”。英国在20世纪50年代就成立了“音乐疗法研究会”。20世纪70年代英国剑桥大学医学院用音乐代替麻醉剂给数百名病人拔牙获得成功。德国著名哲学家康德曾说过，音乐是高尚、机智的娱乐，这种娱乐，使人的精神帮助了人体，能够成为肉体的医疗者。

现代医学研究认为，音乐之所以能够治疗疾病，在于人体内有许多有规律的振动系统，如心脏搏动、肠胃蠕动、脑电波运动等。当一定频率的音乐节奏与其相吻合时，便产生一种心理快感。欣赏音乐可以调节大脑的兴奋与抑制，稳定情绪，消除心理紧张；还可以降低血压，促进消化，消除疲劳，并且有益于增强机体免疫力。根据德国、意大利等国家的调查，经常听抒情音乐的人比不听音乐的人寿命通常要长5～10年。

在不同的心理状态下倾听相应的音乐能够调节人的情绪，使人产生愉悦感。在不同的情绪状态下选用不同的乐曲，能起到改变情绪的作用。因为熟悉的旋律往往和过去难以忘怀的生活经历紧紧相连，常能勾起人们对往昔岁月的美好回忆。用音乐来调节情绪，要注意根据个人的爱好、心理状态、心理情趣、性格等选择不同的音乐。对于神经衰弱失眠者，可选择有催眠作用的乐曲，如《军港之夜》《摇篮曲》《平湖秋月》等；对于心情郁闷、情绪低落者，可选择欢畅乐曲，如《喜洋洋》《春天来了》等；对于心情烦躁紧张者，可选择有镇静作用的乐曲，如《平沙落雁》《塞上曲》《春江花月夜》等；对于急躁者，可选择《焰火音乐》；等等。当然，音乐调节的效果还要受各人文化素养的制约，但当你有烦恼时，听一首你喜欢的音乐，总会对你的情绪起到放松和愉悦的作用。

二、调节情绪的辅助方法

（一）自我安慰术

当一个人无法达到自己追求的目标或想得到的东西未得到时，常常会像《伊索寓言》里那只聪明的狐狸一样，吃不到葡萄说葡萄是酸的，以冲淡内心的欲望，减少懊丧情绪。有的人未被选拔上干部，内心很苦恼、很失望，可安慰自己，“当了干部杂事多，没啥意思”；求爱不成，则说对方才貌平平，非己所求。与此同时，又以“甜柠檬心理”来肯定自己的成绩和价值，认为凡是自己所拥有的东西都是最好的、最重要的，以减轻内心“求而未果”的痛苦。

（二）制怒术

做情绪的主人，当喜则喜，当悲则悲。当遇到发怒的事情时，一思发怒有无道理，二思发怒后有何后果，三思是否有其他方式可以替代。这样就可以让自己变得冷静而情绪稳定。

（三）愉悦术

努力增加积极情绪。具体方法有三：一是多交友，在群体交往中取乐；二是多立小目标，小目标易实现，每一个小目标的实现都能带来愉悦的满足感；三是学会辩证思考问题，能从容地对待挫折和失败。

（四）助人术

学雷锋做善事，既可以给他人带来快乐，也可使自己心安理得、心境坦然，具有较好的安全感。

（五）饮食调节术

多年来的研究显示，某些特定的食品能影响大脑中某些化学物质的产生，从而改善人们的心情。全麦面包中的包氨酸能提高大脑中5-羟色胺的水平，使人产生愉悦的感觉。每天应喝足够的水，防止因缺水而感到萎靡不振。紧张与镁缺乏密切相关，所以，生活忙碌的人在食谱中应补充富含镁的食品，如香蕉。每天补充150毫克剂量的维生素C（约两只橙），就可以使紧张、易怒、抑郁的不良情绪得到改善。

第三节 各种不良情绪的调节

一、不良情绪的种类及对策

生活中的困难和冲突首先反映在情绪中，情绪是一个人生理、心理、社会诸因素相互作用的动态过程。过度的正性情绪，尤其是负性情绪以及多种负性情绪相叠加与混合，则会发生紊乱，导致人的情绪失调和适应不良。因此，人需要自觉地、经常地调节情绪，这是一种重要的心理调节能力，是人适应社会生活所必须掌握的技能。

心理学中指出：情绪调节不仅仅是降低负性情绪，实际上包括负性和正性两方面情绪的增强、维持、降低等多方面的适时调整。

这些需要调节的情绪都称为不良情绪。不良情绪是指一个人对客观刺激进行反应之后所产生的过度体验。不良情绪主要包括两种情绪体现形式：

其一，持久性的负性情绪体验。它是指在引起悲、忧、恐、惊、怒、躁等负性情绪的因素消失之后，主体仍很长时间沉浸在消极状态中，不能自拔。

其二，过度的情绪体验。它是指心理体验过分强烈，超出了一定限度，如狂喜、过度悲伤等。

这两类情绪体验都有严重的危害性，但危害的程度因人而异。有的人耐受力较强，不良情绪只会影响其人际关系和工作效率，不会对其身体健康造成很大损伤，或仅引起躯体的不适感（亚健康状态）；而有的人经受长期的不良情绪后，不仅人际关系和工作效率受到严重影响，而且心理上的痛苦还会转变成身体上的疾病，严重地影响身体健康。

护理人员在促进国家卫生保健事业发展及维护人民群众身心健康中发挥

着重要作用，护理工作的性质及特点决定着护理工作的压力明显高于一般职业，护理人员的情绪变化不仅会对个体产生影响，还影响患者的感知，同时直接关系到护理质量的优劣和广大就医患者的诊治效果，影响着患者的满意度。因此，护理人员更应努力提高对情绪的自我调节能力。

那么我们如何调节情绪呢？根据德国心理学家格鲁斯提出的情绪调节的过程模型，这里提出了一些调节不良情绪的对策。

（一）自我察觉

自我察觉也称作“自我意识”，对自己正在经受的压力要有所感觉和洞察。你是否正在经受压力？它的强度、时间如何？你的情绪如何？为什么会这样？对你造成了什么影响？需要调整一下吗？等等。察觉自己的情绪，是情绪调节的第一步。

（二）转移注意力

转移注意力是把注意的焦点从不良应激或负面的感受中转移到不引起你负面感受的事情上来。

努力说服自己引起不良情绪的事情的不重要性，改变自己的想法，开阔心胸，或停止思考带给你不良情绪的事情，可以去散步、找朋友聊天、吃饭、逛街，或者参与所喜爱的娱乐活动，如下棋、跳舞、打球、爬山、唱歌，又或者有意安排一些工作任务让自己忙起来，又或者改变环境，到自己想去的地方，改变自己的居住环境，多想些开心的事或曾听过的笑话，试一试冥想的训练，等等，这些都是转移注意力的好方法，总有一款适合自己。

（三）适当表达自己的情绪

当造成你不良情绪的局面是由他人造成的，或者说你需要他人做出改变时，要学会“主张”这一对策。“主张”就是通过一些婉转的或者适当的方法，向造成这种情绪的人表达意思，提出要求，希望他人发生某种改变，从源头上解决问题。

（四）合理宣泄情绪

合理宣泄情绪是指在适当的地点、场合，用适当的方式，对适当的人来排解心中的不良情绪，如向知心朋友或亲人诉说或大哭一场，通过跑步、打球等运动来宣泄不良情绪。

（五）学会自我控制情绪

控制情绪要做到喜不能得意忘形，怒不可暴跳如雷，哀不能悲痛欲绝，惧不能惊慌失措。

控制不良情绪，归纳起来主要有以下三个要点：其一，自立、自强、自信，保持良好的心态；其二，培养轻松、健康的业余爱好，缓冲不良情绪；其三，建立支持系统，寻求可倾诉的对象，以减少不良情绪的发生。

护理人员这一特殊群体，除了自我调节外，管理部门应建立社会支持系统，设立减压机构，积极开展有关护理人员心理知识方面的讲座，开设医护心理咨询中心等，从心理上调节护理人员的不良情绪。有研究分析，医院管理者和个人及社会团体共同努力，提高护理人员情绪管理的能力，可明显降低护理人员的情绪负荷，提高护理工作效率，从而提升医院的核心竞争力。

二、调节情绪与保持良好心态的原则

俗话说，“良好的心态等于成功的一半”，我们在面对社会和生活中多种多样的压力时，更需要保持良好的心态去应对困难。

调节情绪和保持良好心态的原则有如下几点：

第一，培养对生活和所从事活动的稳定的兴趣。人对活动的兴趣本身就具有积极情绪的作用。因为由兴趣引起的大脑活动能维持一定程度的兴奋，使神经激活处于中等强度水平，使人容易集中注意力，最有利于人进行认知加工、激活创造性思维。

第二，善于用愉快释放紧张和压抑。德国生理学家、心理学家、哲学家冯特提出了情绪三维理论，认为情绪可在愉快—不愉快、激动—平静、紧张—松弛三个维度上被度量。每种具体情绪都处在这三个维度的两极之间的不同位置上。快乐属于情绪紧张维度的轻松一端，当人在工作和生活中过度紧张时，它可对紧张起重要的调节作用，使人在紧张中得到松弛。这一调节是很重要的，因为紧张和压抑都是不良情绪，影响人的健康和一切活动。快乐是人在达到有意义的目的中得到的。快乐使人对外界产生亲切感，更易于接受和接近外界，有利于人的活动与形成和谐的人际关系。它还可使人获得一种超越的自由感，使人处于轻快、活跃、主动和摆脱束缚的状态，从而享受生活的乐趣。

第三，正确地进行自我认知与自我规范。人在事业或社交上的能力与成就是因人而异的，所以每个人成就的大小和能力的高低不应与别人过分攀比。人应正确坦诚地认识、了解和面对自己的素质与才能，在此基础上规范自己，为自己提出适当的目标和要求，在自我满意与满足中形成自信，从而避免因内部的矛盾冲突和追求目标的失败形成情绪困扰和情绪异常。

第四，在人际交往中缓解不良情绪。人类具有集群性的特点，社会交往是人的一种基本需要。同时，人类在交往时互相理解和宽容、彼此关怀和支持，能够创造出缓解消极情绪、促进心理健康的环境。不良情绪光靠自己独自调节则不够，还需借助别人的疏导。心理学研究认为，人的心理处于压抑的时候，应当允许有节制的发泄，把闷在心里的一些苦恼倾倒出来。因此，青年人在苦闷的时候，可以主动找亲人、朋友诉说内心的忧愁，以摆脱不良情绪的控制。

第五，通过控制或改变外部行为调节情绪。情绪与机体的生理变化及行为的联系表明，情绪通过自主神经系统和皮下中枢神经系统影响机体生理过程和外部行为。同时，生理过程和外部行为的变化又反过来影响情绪。所以，控制或改变外部行为有助于调节不良情绪。比如，曾有科研人员对一组心情不好的人做了一个实验，让他们横着咬住一支铅笔，以保持面部肌肉呈现微笑表情，实验后这些人普遍表示情绪变好。人在不良情绪爆发前可有意识地进行转移注意力的活动，或强迫自己做一些抑制不良情绪的动作等，从而有效地缓解不良情绪。

第六，提高辩证分析问题的能力。美国心理学家阿诺德提出的情绪“评定-兴奋学说”和沙赫特的两因素情绪理论，都强调个体对情境的认知是情绪产生的最重要因素，即强调了大脑第二信号系统对人的情绪的主动调控作用。美国心理学家埃利斯提出来的 ABC 理论是一种比较专业的方法，通过改变认知来调节情绪。下面通过一个例子来说明。

两个女孩子 A 和 B 都失恋了。失恋会导致痛苦，但痛苦的程度与痛苦持续的时间因人而异。A 失恋了很痛苦，但她同时认为这份痛苦能让她走向成熟，通过这件事情，她也能彻底认清前男友。若与前男友凑合着勉强走向婚姻，待婚后两人出现问题再来处理，就会更困难和更被动，倒不如现在分手。塞翁失马，焉之非福。如果 A 这样看问题的话，她的痛苦就非常有限。同样失恋的 B，她觉得天都要塌下来了，失去了这么好的一个男朋友，这辈子不可能有幸福了，还不如现在死掉算了。她这样的想法导致的直接后果就是绝望，对未来没有任何信心，且拒绝别人的帮助，整晚整晚睡不着觉，用不了多少时间，她就有可能从痛苦走向抑郁，后果非常严重，甚至会自杀。同样面对失恋，因两个女孩子对失恋所具有的认知不同，结果完全不同。前者积极向上，在很短的时间内走出了失恋的阴影，让自己满怀着对生活的向往，积极地去工作，重新去追求幸福的生活。而后者因为对失恋的偏见和认知上的误差，她会绝望，进而做出极端的行为。这个例子告诉我们，导致事件后果是否严重的绝不是事件本身，而是我们怎么样去看待这个事件的认知过程（我们怎么看问题），如果我们看问题的方式、方法是对的，一般情况下，对事件本身我们就可以驾驭了，由这个事件所引起的生理、心理上的反应，它的强度是有限的，影响力是不大的。所以，我们要正确地看问题，思考问题的方法要科学、要有效，要冷静地去面对我们所遇到的挫折、困难和矛盾。

所以，提高辩证分析问题的能力，能使人在认知和评价情境时，避免因绝对化认识而引发的不良情绪和消极心境。

第七，科学地认识情绪。科学地认识情绪尤其是要认识情绪的个体差异性和生理周期性，以适应和调整正常状况下的情绪变化。

第三章

护理人员的亚健康心理与调节

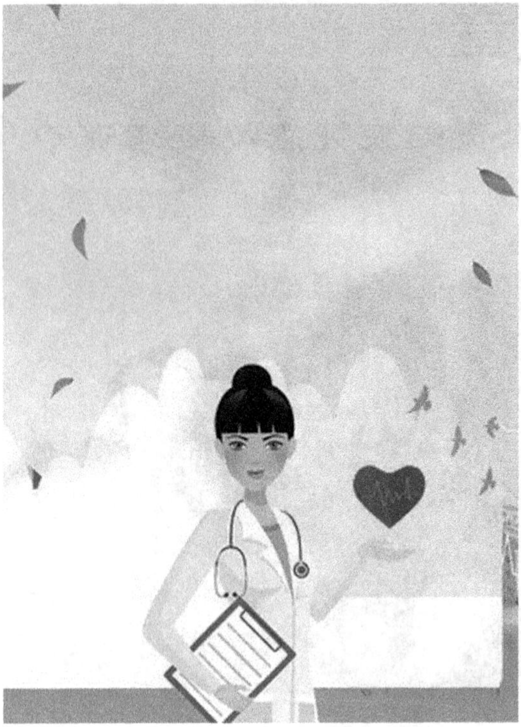

第一节　压力心理的调节

一、压力心理概述

（一）压力的概念

每个人都在谈论着压力，每个人都在承受着压力，但是，并不是每个人都知道什么是压力。

最初，压力只是一个物理学的概念，直到20世纪初，心理学界才有了压力的概念——加拿大生理心理学家塞里（Selye）将压力定义为环境中的刺激所引起的人体的一种非特异性反应，即我们常说的应激。其后，压力被不同的心理学家赋予不同的定义，但都大同小异。直到20世纪80年代中期，美国心理学家拉扎鲁罗斯（Lazarus）和福克曼（Folkman）认为，压力不单指外部刺激事件，也不单指机体对外部刺激事件的反应，而是指个体对环境认知评估的动态过程。也就是说，个体对环境认知评估的过程与环境协调一致时，压力就不会产生；否则，压力就油然而生。

（二）外在事件引起压力

可见，心理学中的压力有这么几个特点：其一，因外界事件刺激引起；其二，机体对之做出反应；其三，机体反应带来异常体验即压力。简言之，当我们感到生活中的某个事件对我们的身心健康构成潜在威胁而又无力去应对时，压力便产生了，并伴随出现一连串生理和心理上的反应，如抑郁、焦虑等。

根据压力的特点，不难得出结论：压力可源自客观的外在事件即压力源；也可起因于主观的个人想法，即个人非理性的想法。

造成压力的外在事件大致有以下几类。

1. 生物压力源

所谓人有七情六欲，生理需求如性、睡眠等，是谁也摆脱不了的欲望。一旦生理需求出现障碍，如饥饿、疾病、性饥渴或睡眠不足时，心理自然不畅，压力也就产生了。

2. 精神压力源

所谓“人在江湖，身不由己”，人不可能生活在一成不变的世界里，挫折、冲突、竞争等无处不在，这不可避免地带来种种难以决断的选择——哪里有艰难的选择，哪里就有痛苦的心理冲突。

3. 社会压力源

所谓“社会是个大酱缸”，谁都得在里面被“染”上一“染”，倘若一不小心被“染”迷糊了，问题就产生了。比如，重大社会变革、重要人际关系破裂、家庭长期冲突甚至战争等都是可怕的“染料”，一旦经受不住这些而被弄得晕头转向，痛苦和压力就有了可乘之机。

值得注意的是，多数压力源涵盖两种以上因素，特别是精神压力源和社会压力源，往往整合在一起发挥作用。

（三）内在想法引起压力

除了外在事件带来的压力外，个人非理性的想法也会带来压力，最简单的例证是杞人忧天的故事。从前有个小国家叫杞。杞国有一个人，整天胡思乱想，疑神疑鬼。他一会儿担心天会崩塌下来，砸扁了脑袋；一会儿担心地会陷落下去，埋住了全身。他越想越害怕，整天忧心忡忡，白天吃不下饭，夜里不敢睡觉，思想负担非常重。

从心理学分析，这就是典型的个人非理性想法带来的压力，所谓“世上本无事，庸人自扰之”！

（四）心理冲突的种类

心理学揭示，心理冲突主要有如下几种。

1. 双趋冲突

双趋冲突是指必须从两个喜欢的事物中选择一个，即通常所说的“鱼和熊掌不可兼得”。这就会带来双趋冲突的痛苦和压力。

2. 双避冲突

双避冲突是指两个需要同时避开的刺激只能避开一个，让人进退维谷。例如，股民们被股票套牢时，若继续投入，心有戚戚；若现在退出，心有不甘；若维持原状就能赚钱，那是最好不过了。但是眼见着不可能，真是让人头痛，这就是典型的双避冲突。

3. 趋避冲突

趋避冲突是指对同一事物既好而趋之，又恶而避之，让人矛盾不决。时下，年轻人普遍存在“结婚恐惧症”，原因在于年轻人既想结婚又害怕结婚：倘若不结婚，今后一个人的生活太孤单；倘若结婚，婚姻需要承担的责任让人心有余悸，真是趋不得，又避不得，让人不知如何选择。

4. 多重趋避冲突

多重趋避冲突是指同时面对两个以上的趋避冲突。曾有过一个笑话：齐国有位女孩，有两个人同时来求婚。东家的儿子很丑但家财万贯，西家的儿子相貌英俊但贫穷。女孩的父母难以抉择，就去征询女儿的意见。女孩不好意思说明。母亲就说，你想嫁哪边就露出哪边的胳膊。结果女孩露出两个胳膊。母亲奇怪地问她原因。女孩说：“我想在东家吃饭，西家睡觉。”虽然这是笑话，但非常形象地说明了多重趋避冲突给人带来的痛苦——哪种选择都有利弊，让人茫然，不知所措。

显而易见，哪里有痛苦的心理冲突，哪里就有难以承受的心理压力。

二、压力形成机制与压力应对策略

（一）压力形成机制

1. 长期的压力是导致疾病的主要因素

世界卫生组织有一个报告，60% ~70% 的慢性疾病都是由压力、应激因素导致的，80% 的心脏病、中风、糖尿病以及 40% 的癌症都是可以避免的。近年来因压力过大所导致的猝死事件频发。

2012 年 11 月 25 日，“辽宁”号航母舰载机训练的总指挥罗阳同志突然心梗猝死，牺牲在训练结束的时刻，年仅51岁。罗阳同志的牺牲是我国国防建设的重大损失，他如果做好压力管理是否可避免牺牲呢？当然可以。因为他在训练时就曾经有过心慌的感觉，他曾经给他姐姐打电话，他姐姐是一位心内科专家。遗憾的是，他姐姐只是提醒他训练结束后做一个全面的身体检查，没想到，罗阳同志竟然牺牲在训练结束的那一天。

在压力达到一定程度时，我们的身体往往会先有一些反应，比如口腔溃疡等。另外，常见压力下的身体反应包括失眠早醒、头痛头晕、心悸心慌、胸闷憋气、胃痛胃胀、腹泻便秘、感冒溃疡、紧张不安、全身乏力、皮肤瘙痒、脱发秃发、阳痿早泄、三高一低等。我们每个人的八大生理系统，总有一两个系统是脆弱的，在压力下容易产生报警的症状，这就是我们的压力报警装置。这些反应告诉我们最近压力大了。如果不能及时调整，持续时间长，就可能导致各种各样的慢性疾病。

2017年1月8日，我国海归学者、著名地球物理学家黄大年教授因胆管癌去世，年仅58岁。他的去世是我国科学界的巨大损失，他从发现胆管癌到去世仅仅30天时间。其实，他早就有所察觉，却因为时间紧张、压力太大而没有及时诊治，非常遗憾。

除了身体上会出现这些问题外，心理上也会出现各种各样的反应，而最常见的反应就是我们的情绪，压力大的时候情绪就会低落，唉声叹气、郁闷，有时我们会易发脾气、易激惹、易冲动等，影响人际关系。如果不能及时调节和很好地应对，就会出现一些精神障碍，特别是抑郁症、焦虑症等，大多是长期压力所致。

人在沉重的压力下还会表现出物质依赖，很多人抽烟很严重，特别是压力越大时抽烟越多。抽烟者都知道吸烟有害健康，但是当他压力大的时候，抽烟成为一种应对压力的不健康方式，若不抽烟就难以集中注意力，不能思考问题。还有些人压力大的时候喜欢喝酒，饮酒也成为一种应对压力的方式，但是饮酒也容易成瘾。如果每天都想饮酒，就是成瘾的表现。这些都不是科学应对压力的方式。

目前精神卫生领域有一个大家都认可的模式，叫作素质与压力模式，也就是说，心理健康素质水平和外界压力即内因、外因交互作用，导致精神障碍或者各种各样的精神疾病。如果你的心理素质很好，即便压力大，也不容易出问题；如果你的心理素质差，压力一大，就可能出现问题。我们每个人一生都要与压力为伴，压力并不都是不好的。适度的压力可以促进我们的成长，激发我们的潜能。但是，我们每个人都有一个压力临界点，超过这个临界点，压力就可能导致身心伤害或者疾病。

2. 压力导致身心反应的主要机制

为了找到科学应对压力的方法，我们有必要了解压力导致身心反应的主要机制是什么。

压力影响身心健康的原因与神经-免疫-内分泌系统的反应有关，当我们感受到压力时，体内会生产皮质醇等激素以及肾上腺素、去甲肾上腺素等神经递质。人类作为一个高度发达的物种，对压力的生理反应已经被环境塑造而成。过去，当人们遇到了威胁生命的情况，如被动物攻击时，身体立即做出反应，需要马上解决这个紧急情况。要做到这一点，人体内的能量将以各种方式帮助人们去战斗、逃跑或者在危险面前大脑一片空白，这就是我们所谓的战斗、逃跑或木僵反应。

目前生活已经发生了很大的变化，大多数人很少会遇到像被野兽袭击这样紧急并且威胁生命的危险，我们真正面对的往往是大量的日常压力，但我们的身体总是无法察觉二者之间的区别，导致战斗、逃跑、木僵这些反应可能会因为堵车、工作压力太大、担心自己的财务状况或健康而产生。我们如何反应，与事情本身可能并没有多大的关系，关键在于我们对于事件的看法。如果我们的大脑感知到了危险，即使没有立刻受到身体上的攻击，这个自动化反应也会在未经大脑思考的情况下重复出现，我们的压力水平也会增强。当皮质醇、肾上腺素和去甲肾上腺素在体内持续产生时，体内的肾上腺素水平会过量。这会导致免疫系统和其他重要生理系统的能量大量消耗，使它们不能正常发挥作用，从而影响身体健康。

大脑皮层中最重要的前额叶部分对情感中枢可以起到很好的调节作用，有了抑郁、恐惧、压力后大脑怎么调节呢？有两个通道可以用来调节情绪：

一个是由进化形成的本能的反应以及后天习得的一种习惯，是自动化的渠道，这是短路；另一个是长路，当我们遇到了压力之后就开始思考、判断，然后做出反应。一般情况下，我们通过认知调节，启动长路应对模式来调节我们的压力与情绪；紧急情况下，我们会启动自动化的短路应对模式。在没有压力的状态下，前额叶皮层产生的信号被传递到大脑深处，如控制日常习惯的纹状体、调节食欲和性欲等基本欲望的下丘脑、调控情绪的杏仁核。前额叶皮层还控制着脑干对压力的反应，这些反应包括产生去甲肾上腺素和多巴胺的神经元的活动。适量的去甲肾上腺素和多巴胺，可以结合一些受体，后者能够强化与前额叶皮层的连接。而在压力状态下，控制情绪的杏仁核能够导致去甲肾上腺素和多巴胺的过量生成。这会让前额叶皮层丧失功能。比如，过量的去甲肾上腺素将会导致前额叶皮层中神经元的离子通道打开，中断神经连接，削弱前额叶皮层控制情绪和冲动的能力。这就会导致短路现象，如发火、冲动、失去理性。

无论是短路还是长路，最后共同的通路是身体中的自主神经系统、免疫系统、内分泌系统。其中非常重要的是自主神经系统，这个系统非常神奇，它是在人类进化过程中形成的，它相对独立自主，可以自主调节五脏六腑的功能。自主神经是内脏神经中的运动神经。内脏运动神经可根据功能和药理特点分为交感神经和副交感神经。人体在正常情况下，功能相反的交感神经和副交感神经处于相互平衡制约中。在这两个神经系统中，当一方起正作用时，另一方则起副作用，很好地协调和控制身体的生理活动，这便是自主神经的功能。交感神经如同油门，当我们遇到压力、挑战时，就会启动交感神经系统，让我们的心跳加快，血压增高，呼吸加快，代谢增加，能量消耗增加，心脏负担增加。副交感神经如同刹车，我们完成任务后需要休养生息，增加营养，消化、吸收、储存能量，生殖繁衍，体验快乐、舒适等。两个系统应该保持相对平衡的状态，如果不能够平衡运作，就像车辆的油门和刹车出了问题，那么便会出现各种各样的功能障碍，这被称为自主神经紊乱症或自主神经失调症。

另外，压力还可以导致肿瘤、癌症。如果在持续的压力下，内部环境稳定性被打破，导致免疫功能下降，对于变异突变的癌细胞不能及时发现和消除，从而引发肿瘤和癌症。

因此，压力不但与抑郁有关，还与肿瘤、心脏疾病等慢性疾病有关，我们要学会应对压力。

（二）压力应对策略

面对压力，我们该怎么办？

1. 生命线自我觉察技术

每个人的一生中，都会经历喜怒哀乐等情绪变化，如果把积极情感和负性情感作为纵轴，时间作为横轴，就可以把自己的生命历程绘出一条起伏不定的变化曲线。

通过这条曲线，我们可知道，不管你现在处于高峰还是处于低谷，都将发生改变，一切都将过去。这条线就像心电图一样，有高低起伏，我们要能觉察到人生会有波折。当你处于低谷时，就知道低谷总会过去；当你处于高峰时，也要及时提醒自己，不要得意忘形，让这种心理波动稍微稳一些。特别在低谷的情绪状态下，我们要觉察自己的内心体验，相信生活将改变，上帝关闭一扇门的同时也会打开一扇窗，“行至水断处，坐看云起时”“天无绝人之路”。唯物辩证法告诉我们，一切都是运动变化的，我们需要用变化的视角来看待人生出现的各种意外、不幸、变故，保持积极向上的心态，要对未来充满信心。

2. ABC 认知管理技术

人们遇到压力源之后，会产生各种情绪反应，似乎情绪反应取决于压力刺激。其实，认知心理学认为，在刺激与反应之间有一个空间，人们可以通过改变自己的认知评价选择自己的反应。美国心理学家埃利斯提出了 ABC 理论来解释这一现象。A 就是外界刺激，B 是信念评价，C 是反应结果。

《国王和鹰》的故事就说明了这个道理。很久以前，有一个国王外出打猎，口渴了，找了很久才找到了水源，国王从马鞍上拿下一个水杯来接水。水一滴一滴地滴入水杯中，滴了很长时间，好不容易才把水杯装满了。国王因为已经很渴了，拿起水杯就喝。这时，猎鹰在国王的手臂上抖了一下，扇起翅膀，一挥，水杯中的水全洒了。国王很生气，把鹰活活地摔死了。这时国王的侍从跑过来了，其中一个侍从说："幸亏猎鹰把水弄洒了，这里的水是有毒的！若喝了，就会被毒死的啊！"国王此时懊悔不已。

在这个故事中，A 为鹰打翻水这件引发情绪反应的事件，B 为国王两次不同的认知（第一次认为鹰故意弄洒水，第二次认为鹰为了救自己），C 为不同的情绪反应（第一次生气，第二次懊悔），由此可以看出同样一件事 A（鹰打洒水），不同认知 B，会得到不同的情绪反应 C。因此，我们可以通过改变自己的认知，来改变自己的情绪。塞翁失马的成语故事更是说明了这个道理。

在工作和生活中，我们每个人都会自动地与他人比较，如职称高低、收入多少、体型胖瘦等。无论是和他人比较，还是和自己过去比较，都可能会出现一些情绪的反应。这就提醒我们每次遇到一些刺激或者压力的时候，不妨先运用 ABC 认知理论，与自己辩论一番，问问自己是不是只从一个角度看问题，还是从多个角度看问题，能不能跳出狭隘的圈子看问题，能不能变化着看问题，也许通过自我对话或者找他人对话、找朋友聊天等方法，可给自己带来新的视角，从不良情绪和压力中走出来。这就是 ABC 认知情绪调节技术。

3. STOP 愤怒情绪调节技术

愤怒情绪在我们生活中虽然不常见，但是，在持续的压力下，人们容易愤怒和发脾气，而且一旦不恰当地释放愤怒情绪，往往会产生极大的负面影响，特别是领导干部，更不应该对下属发火或者发怒。因此，我们需要学习愤怒情绪的调节技术，让自己心胸更加宽广，更能包容，更加淡定从容，做到"宰相肚里能撑船，将军额头能跑马"。

我们将控制愤怒情绪的技术称为 STOP 愤怒情绪调节技术，当我们遇到某些令人愤怒的事情时，交感神经兴奋性就会增加、心跳加快、血压升高、脸红脖子粗。当我们就要发火时，可以使用这一技术调节愤怒情绪。

第一步，在大脑里要学会叫停（Stop），提醒自己不要轻易发火。

第二步，吹灭怒火，连续做三次深呼吸（Take a Breath），感受一下身体在做三次深呼吸之后会发生什么变化。如果连续做三次深呼吸后，有头晕目眩的感觉，这时候你的怒火就不见了。因为通过做三次深呼吸，我们的交感神经兴奋性快速下降，血压迅速下降，心率快速下降，肌肉放松，大脑也不会那么充血了，愤怒之火也被吹灭了，我们就能平静下来，做出相对理性的反应。

第三步，反观自己（Observe）。当我们冷静下来后，深入分析，反思自己生气的理由，生气能解决问题吗？

第四步，选择有用的应对策略，继续前行（Proceed）。当我们想明白生气不能解决问题时，就会冷静下来思考，此时应该做些什么，选择有智慧的策略和符合自己价值的行动来应对目前遇到的压力。

4. 宣泄法

宣泄法是一种将内心的压力排泄出去，以促使身心免受打击和破坏的方法，通过宣泄内心的郁闷、愤怒和悲痛，可以减轻或消除心理压力，避免精神崩溃，恢复心理平衡。“喜怒不形于色”不仅会加重不良情绪的困扰，还会导致某些身心疾病。因此，对不良情绪的疏导与宣泄是自我调节的一种好办法。不妨把心中的忧愁、烦恼、痛苦、悲哀等向你的亲朋好友倾诉，即使他们无法替你解决，你也得到了朋友的同情或安慰，你的烦恼或痛苦也减半了，这时你的心情就会舒畅些。

5. 注意转移

当与某人发生争吵时，可离开这个环境，以避免持续的正面冲突；当产生悲伤、忧愁情绪时，先避开某种对象，不去想或尽量遗忘掉，可以消忧解愁；在余怒未消时，可以运动、娱乐、散步等，使紧张情绪松弛下来；有意识地转移话题或做点别的事情来分散注意力，可使情绪得到缓解。

有这样一个小故事：在课堂上，培训师突然拿起一杯水，问：“各位认为这杯水有多重？”有人说200克，也有人说300克。“是的，它只有200克。那么，你们可以将这杯水端在手中多久？”培训师又问。很多人都笑了：200克而已，拿多久又会怎么样！培训师没有笑，他接着说：“拿1分钟，各位一定觉得没问题；拿1小时，可能觉得手酸；拿1天呢？1个星期呢？那可能得叫救护车了。”大家又笑了，不过这回是赞同的笑。

其实这杯水的重量并未改变，你拿得越久，就越觉得沉重。这就像我们承担压力一样，如果我们一直把压力放在身上，不管时间长短，到最后就觉得压力越来越沉重而无法承担。我们要做的就是放下这杯水，休息一会儿后再拿起这杯水，如此我们才能拿得更久。所以，我们在适当的时候应该放下压力，先好好地休息一下，然后再重新拿起来，如此才能承受更久的压力。

第二节　挫折心理的调节

一、挫折心理概述

日常生活中每个人都会遇到所谓的失败，即“挫折”，它具有普遍性、多样性的特点。虽然每个人都会经历挫折，但并不是每个人都知道什么是挫折。

挫折是指人们在某种动机的推动下，在实现目标的活动中，遇到了一些无法克服或者自己认为无法克服的障碍和干扰。心理学上挫折是指个体有目的的行为受到阻碍而产生的必然的情绪反应，这些情绪反应会给人们带来某些实质性伤害，表现为失望、痛苦、沮丧不安等。从心理学角度来讲，挫折对于任何人而言都是一种精神上的打击。比如：某个人做某件事情连续失败几次后，再干下一件事情之前，他就会产生这种想法：“我做事情总是失败，这次也一定不会成功。”这种心理就是典型的挫折心理。不管是在工作中还是在生活中，人一旦产生这种心理，就会感到失意、沮丧，情绪就会极度低落。

从上面的定义可以看出，挫折这一概念包括三方面的含义：其一，挫折情境，即指对人们的有动机、有目的的活动造成的内外障碍或干扰的情境状态或条件，构成刺激情境的可能是人或物，也可能是各种自然、社会环境；

其二，挫折认知，即指对挫折情境的知觉、认识和评价；其三，挫折反应，即指个体在挫折情境下所产生的烦恼、困惑、焦虑、愤怒等负面情绪交织而成的心理感受，即挫折感。

挫折情境是挫折产生的原因，这些原因有些是客观存在的，有些是由主观因素而产生的。因此，可以将挫折原因概括为两个方面，即客观原因和主观原因。

客观原因也叫外部原因，是指由于客观因素给人带来的阻碍和限制，使人的需要不能满足而引起的挫折。它包括自然因素和社会因素。自然因素包括各种由于非人为力量所造成的时空限制、天灾地害等因素。如建筑工人在施工过程中因意外导致受伤致残，遭受地震、洪水等自然灾害，亲人生老病死等招致的挫折。社会因素是指个体在社会生活中受到的政治、经济、文化、宗教等制约因素，如入学、入党、升职等愿望因条件限制而不能实现等。相比自然因素，社会因素带来的阻碍和困难更加复杂、普遍，也更加广泛。

主观原因也叫内部原因，是指由于个人心理、生理因素带来的阻碍和限制所产生的挫折。它包括生理因素和心理因素。生理因素是指自身生理素质、体力、外貌以及某些生理上的缺陷等，由于这些因素所带来的限制，导致需要不能被满足或目标不能被实现。如有些年轻人找对象受了挫折，就会嫌弃自己长得不够高大、帅气等。心理因素是指个体需求、动机、气质、性格等，这些因素的限制，导致活动失败、目标无法实现。如有些护理工作者由于个性方面的问题，不喜欢与人交往，或不善于协调与同事之间的关系，造成人际关系障碍等。

挫折认知是核心因素，挫折反应的性质及程度主要取决于挫折认知。

心理学家们发现，挫折作为一种主观感受，与每个人的性格特点密切相关。不同的人，在同样一种挫折情境中受到程度相同的挫折时，产生的反应并不一定相同。挫折感实质是当事者的一种主观感受。当事者是否受挫，不取决于旁观者的揣测和推论，而在于当事人对自己的动机、目标和结果之间关系的意识、评价和感受。因此，对这个人构成挫折的情境和事件，对于另外一个人并不一定构成挫折；同样地，对这个人是极为严重的挫折，对另外一个人来说可能只是一般的、轻微的挫折。当事人对于自己所受到挫折情况的认识越明确，受挫事件对自己越重要，则挫折体验感越强烈；反之，对受挫情况的意识越模糊，则挫折反应越微弱。如果某种挫折事件已经发生，但当事人并没有意识到，那么，他就不会有挫折感。

人有悲欢离合，月有阴晴圆缺。每个人在生活中都会遭遇挫折，而挫折或多或少都会带给人一定程度的压力，这种压力对每个人产生的影响有很大的不同。

张海迪，1955 年秋天出生于济南。她 5 岁因患脊髓血管瘤，高位截瘫。从那时起，张海迪开始了她独特的人生。她无法上学，便在家中自学完小学、中学、大学课程。15 岁时，张海迪跟随父母，下放（山东）聊城农村，给孩子当起教书先生。她还自学针灸医术，为乡亲们无偿治疗。后来，张海迪自学多门外语，还当过无线电修理工。在残酷的命运面前，张海迪没有沮丧和沉沦，她以顽强的毅力和恒心与疾病做斗争，经受了严峻的考验，对人生充满了信心。1983 年，张海迪开始从事文学创作，先后翻译了《海边诊所》等数十万字的英语小说，出版了《向天空敞开的窗口》《生命的追问》《轮椅上的梦》等书籍。其中，《轮椅上的梦》被引进到日本和韩国出版，而《生命的追问》出版不到半年就被重印 3 次，获得了全国“五个一工程”图书奖。

这应允了一句话，“宝剑锋从磨砺出，梅花香自苦寒来”。要想修成正果，获得成功，必须付出莫大的努力。

挫折反应和感受具有差异性，正如巴尔扎克所说：“世上的事情，永远不是绝对的，结果完全因人而异。苦难对于天才来说是一块垫脚石，对于能干的人是一笔财富，而对于弱者是一个万丈深渊。”

其实，挫折并不完全是坏事，而是一种馈赠、收获，所有的路程都是成长的一份修行引领，所有的不幸都是生命的一种独特感悟，所有的挫折都是人生一笔难得的精神财富，“失败是成功之母”。古人云：“吃一堑，长一智。”这里的“吃堑”就是经历挫折，“长智”就是积累精神财富。这或许就是人生的意义和价值吧。

不要把一两次的挫折看成是命运一成不变的安排，不要把一两次的失败认定为人生最后的终结。在挫折面前，逃是消极的，避是懦弱的，退是愚钝的，投降更是耻辱的。勇敢面对、挺住是积极的；总结经验、吸取教训是睿智的；跌倒后爬起来、重新开始才是真正可取的；活着且昂首向前，成为可贵的勇士。有了“不管风吹浪打，胜似闲庭信步”的勇气，苦楚会升华为成熟的智慧，挫折会涅槃为捧送的财富。有了这种智慧和财富，我们就能读懂人生、丰盈生命。

“玉不琢不成器”，挫折让人获得新知，逐渐成熟，不断弥补自己，充实自己，完善自己，砥砺意志，正所谓：“天将降大任于斯人也，必先苦其心志，劳其筋骨，饿其体肤，空乏其身，行拂乱其所为，所以动心忍性，增益其所不能。”

历史上因遭受挫折而成就辉煌生命的故事数不胜数：文王遭拘演《周易》，仲尼困厄作《春秋》，屈原流放赋《离骚》，左丘失明写《国语》，孙子膑脚修《兵法》，司马迁受刑著《史记》……现实中因经历挫折而成就人生的事例更是俯拾皆是。因此，应当用心去感悟生活，用情去温暖世态，用爱去滋润挫折，用善去感恩世界，在挫折中慢慢成长，在成长中渐渐丰富，在物质中开拓崇高的精神，在精神中拓展人生的追求。

有句老话说，困难像弹簧，你强它就弱，你弱它就强。能否走过挫折，不是说坎坷本身是否可以越过，而是看经历坎坷的人是否有勇气闯过。当你跨过去，就会发现，许多挫折本就不算个事。“回首向来萧瑟处，也无风雨也无晴。”

二、挫折心理的调节方法

案例导入

王某，男，大学毕业后应聘到某三甲医院工作，对急诊科轮转制度充满了恐惧。第一天上班，王某被安排到急诊输液室轮岗，当给一位老年患者穿刺留置针未能一针见血，准备打第二针时，老人坚决拒绝，要求换人，王某只好请来带教老师帮助。一次夜班，王某接诊了一位四岁发热患儿，当准备给孩子建立静脉通道时，因他是个男护士，患儿家长婉言拒绝，要求女护士操作。自此，王某情绪很低落，常把自己一人关在宿舍，晚上睡觉时经常失眠。医院马上就要对他们进行阶段考核了，王某总是不能安心复习，自然考核成绩未能达标。带教老师找他谈心，他自责说自己什么都做不好，可能不适合从事护士这个职业。

以上案例中的王某在工作中几次受挫后的表现就是典型的挫折心理表现。如果这种挫折心理不能及时得到调适和克服，那他以后的职场前途就会遭受重创，成功也将与他无缘。

1. 人生需要毅力和勇气应对挫折

从心理学角度来讲，挫折对于任何人而言都是一种精神上的打击。人们在遭受挫折后，会引起各种各样的反应和不适，包括生理上和心理上，只是在同样的条件下，不同的人对挫折反应的形式不同、强度不同、时间不同。然而，不论挫折反应的个体差异如何，所有对挫折的情绪和行为的反应都是为了摆脱挫折对自己心理造成的烦恼，减少内心的冲突和不安。

心理学家研究证明，当人们数次遭受挫折后，其心理上就会造成强烈的情绪反应，如紧张、消沉、焦虑、惆怅、沮丧、忧伤、悲观、绝望等。长期下去，这些消极恶劣的情绪若得不到消除或缓解，就会直接损坏身心健康，使人变得消沉颓废、一蹶不振，或愤愤不平、迁怒于人，或冷漠无情。严重者还会产生精神疾病，甚至精神失常；有的人可能选择轻生，或行凶犯罪。

在人生的道路上，偶尔失败是在所难免的，特别在工作上，竞争非常激烈，在这样的环境中，遭受失败和挫折是不可避免的事。如果我们像案例中的王强一样，在挫折面前一蹶不振，倒在了困难和压力面前，我们就会成为职场中的牺牲品。

真正的成功绝不是侥幸可以得到的，失败也绝不是因为命运所致。有很多人把自己的失败归罪于命运，其实，如果我们肯冷静地观察，就会发现命运终究还是掌握在自己手中的。坚强的人不会因为身处逆境就丧失战斗力；反之，一些优柔寡断的人在外力的阻挡下就会变得低头退缩，改变自己的志向。

在意大利威尼斯城的一座小山上住着一位老人，据说任何人提出的任何问题他都能回答，人们称他为“天才老人”。当地有两个调皮捣蛋的小孩打算捉弄一下这位老人，一天他们捕捉了一只小鸟，随后便朝着老人住处出发。一个小孩握着那只小鸟，问老人：“大家都称您是天才老人，请问您，这只鸟是死的还是活的?”老人不假思索地回答：“孩子，如果我说鸟是活的，你就会勒紧你的手把它弄死；如果我说鸟是死的，你就会放开手让它飞掉。这只鸟的生死大权由你的手掌握着。”

这个故事道出了一个千真万确的事实：你的手中握着失败的种子，也握着成功的潜能，你的手是有能力的，但是必须用到正当的地方，才能得到应有的报酬。

1914 年诺贝尔生理学和医学奖获得者奥地利的巴雷尼战胜残疾的故事可以给我们很深的启示。巴雷尼在很小的时候因病成了残疾，母亲想，孩子现在最需要的是鼓励和帮助，而不是妈妈的眼泪。虽然母亲的心就像刀绞一样，但她还是强忍住自己的悲痛。母亲来到巴雷尼的病床前，拉着他的手说：“孩子，你是个有志气的人，妈妈相信你，妈妈希望你能用自己的双腿，在人生的道路上勇敢地走下去！好孩子，你能够答应妈妈吗?”母亲的话，像铁锤一样撞击着巴雷尼的心扉，他“哇”地一声，扑到母亲怀里大哭起来。从那以后，妈妈只要一有空，就帮巴雷尼练习走路、做体操，常常累得满头大汗。有一次妈妈得了重感冒，她想，做母亲的不仅要言传，还要身教。尽管发着高烧，她还是按计划帮助巴雷尼练习。黄豆般的汗水从妈妈脸上淌下来，她用干毛巾擦擦，咬紧牙，硬是帮巴雷尼完成了当天的锻炼计划。体育锻炼弥补了由于残疾给巴雷尼带来的不便。母亲的榜样作用，更是深深教育了巴雷尼，他终于经受住了命运给他的严酷打击。他刻苦学习，学习成绩一直在班上名列前茅。最后，以优异的成绩考进了维也纳大学医学院。大学毕业后，巴雷尼以全部精力，致力于耳科神经学的研究。最终，他登上了诺贝尔生理学和医学奖的领奖台。

人生需要毅力和勇气，这不仅是每个人应有的素质，也是我们每个人生存的基础和动力。巴雷尼尽管身体上有残疾，但他几十年如一日地锻炼，这是很多常人都难以做到的。他的努力不仅让自己的人生充满了丰富的色彩，更为整个人类的医学事业做出了杰出的贡献。

伟大的人民领袖毛泽东主席曾说过，“要想不经过艰难曲折，不付出极大努力，总是一帆风顺，容易得到成功，这种想法只是幻想”。的确，每个人都会遇到挫折，人的一生有这样或那样的挫折，然而，有的人在挫折中倒下，有的人却在挫折中愈加成熟。

2. 护理人员调节挫折心理的方法

随着护理学科的发展，护理人员不仅要有娴熟的专业技术、准确的判断能力，还要具有与之相应的心理素质。由于他们工作紧张忙碌、压力大、风险高，且要面对和处理各种复杂的人际关系，大部分护理人员都会出现生理、心理方面的健康问题。如何缓解护理人员的心理压力，维护和保持护理人员良好的心理健康水平，调节他们的挫折心理，是现代护理面临的新课题。护理人员应该如何应对挫折，调节心理，提高抗压能力，让生活更美好，人生更幸福呢?

第一，加强心理知识学习，提高自身心理素质。护理人员应积极地参加医学心理学、护理心理学等方面的辅导培训，掌握自我疏导、自我调节、自我减压等心理保健方法，学会自觉灵活地控制自己的情绪，正确对待工作压力，提高自我放松意识，学习在紧张环境中、在不被理解的情况下有效调节情绪的方法，建立合理客观的自我期望值，对待学习、职称、职务乃至人生，都应注重努力的过程而淡化结果，树立合理的奋斗目标，建立最佳的工作心态。

第二，善于利用各种支持系统。学会倾诉，不仅可以使内心的消极情绪得到一定程度的宣泄，而且能得到别人的体谅和安慰、理解和支持。压力减轻了，不良情绪可及时得到消除，从而减少疾病的发生。

第三，培养消除压力的技巧。这里介绍一种“正念减压疗法”。正念减压疗法是美国麻省大学荣誉退休医学教授乔·卡巴金于1979年提出的以正念（Mindfulness）为基础的集中性训练的压力管理疗法，包括“身体省视”“坐式冥想”“瑜伽气功练习”三种方法。在训练过程中，鼓励护理人员运用自身内部的资源和能量积极主动地去关注自己，使身体得到更大的放松，心灵上更加平和，生活上得到更好的平衡。此训练通过调控人的认知能力来改变认知偏差，进行认知重评，使护理人员的认知、注意、情绪调节能力得到很好的锻炼，从而使护理人员有能力积极应对面临的压力和突发状况。

还有几种比较简单的减压方法，供广大护理人员们参考。一是睡觉减压法：当感觉到有压力时可以尝试用睡觉来解压。不管事情如何、情绪如何，先让自己大睡一场，也许一觉醒来会发现烦恼没有了，压力也就减轻了。二是深呼吸减压法：当遇到压力时深深地吸气，吸气时想象吸入的都是愉快的轻松的空气，控制几秒钟后，用嘴很快呼出，呼气时想象呼出的都是不愉快的气体，做三次深呼吸后压力就会减少。三是笑声减压法：人有压力时面部的肌肉是紧绷的，这种紧绷感会迁移至全身，而面部表情放松时全身肌肉也会随之放松。因此有压力时，可以看看喜剧片，让自己笑出来，一旦笑神经被调动了，肌肉放松了，压力会随之释放。

另外，利用节假日出去旅游，欣赏祖国的大好河山、无限美景。在面对名山大川时，人就会觉得自己的渺小，所有的烦恼也会烟消云散。也可以多读读修身养性的书，如《菜根谭》等。还可以钓鱼、养花、听音乐、去卡拉OK厅唱歌等。这些都是减压的好办法。

第四，护理人员要保持良好的心态。许多护理人员在出现心理紧张疲劳时，认为坚持一下就没事了，不注意调整，殊不知这是一种隐患。当再次遇到挫折时一定要理智地对待，正确地释放压力。另外，护理人员要实事求是地评价自己，客观地了解自己的心态。要拥有同情心，换位思考，遇事多站在对方的立场了解和思考问题，使自己保持一种宽容大度的心态，即设身处地，将心比心，可以减轻或消除由矛盾冲突引起的不良情绪。

第五，改善工作环境。为生活区和病房营造温馨的环境，播放舒缓的音乐，建立良好的工作氛围，提高工作的满意度和认可度。单位可组织护理人员参加业余活动，帮助护理人员建立良好的人际关系，缓解护理人员的心理压力和精神压力，使其保证积极健康的心理状态。

第六，坚持锻炼身体，学会放松术。每周至少保持2～3次有规律的运动，每次至少坚持锻炼30分钟。规律的运动不但可以增强肌肉的张力，还可以减轻压力和促进肌肉放松。人处于放松状态时，骨骼肌松弛，自主神经系统及内分泌系统均处于低水平活动。也可以通过练习瑜伽来达到有效的放松，主要通过肌肉、骨骼、关节和呼吸的放松以及神经放松等基本动作来降低机体能量的消耗，降低心理应激水平，有效地缓解心理压力、焦虑和抑郁情绪。

第七，建立良好的人际关系。一是在人际交往中要坦诚、豁达、开朗，主动与人沟通，缩短人与人之间的距离。二是在人际交往中要表现出和蔼诚恳的态度，语言精练，举止沉稳，自然大方，仪表端庄整洁，给患者或同事留下好的第一印象，同时，要有娴熟的护理技能。三是有宽广的胸怀，才能在人际交往中感染和影响他人，才能得到患者的理解、同事的帮助、领导的关心及家人的支持。

第八，培养良好的应对挫折的方式。医学心理学研究证明，人在受到挫折后，往往会引起一系列的生理、心理变化，如果不善于排除困难和减轻心理压力，这种不良的心态就会直接影响人的内分泌功能和身体的功能。良好的应对挫折的方式有助于缓解精神紧张，帮助个体成功地解决问题，从而起到平衡心理、保护精神健康的作用。

护理人员要避免和去除因受挫折而产生的心理困扰。一是在护理工作中要有随时会面临挫折的心理准备，并且能积极应对各种困难和挫折。当被别人误会或别人对你有不礼貌的行为时，要采取谅解的态度，可采用“换位思考”来调整自己的情绪，避免发生冲突。随着时间的推移，对挫折的心理准备越充分，挫折感就越弱，心理承受能力就越强。这是一种有效的保护方法。二是护理学涉及面广，护理人员应广泛学习护理心理学方面的知识，以培养和提高自己评价事物的能力，以更好的心态摆脱心理困扰，努力工作。三是加强卫生健康知识教育，学会自我调控心理的技巧。例如，当工作压力过重，而又无法改变时，或生活遇到困难时，找有类似经历的同事、朋友倾诉，可使自己的苦恼得到宣泄、疏导，从而减轻精神压力。此外，当发现在工作中体验不到成就感时，可通过参加业余活动来加以补偿。这既能松弛精神、促进健康，又能增进社交能力，还能提高个人修养。要学会利用各种心理咨询，来缓解心理压力，清除不良情绪。

第九，提高自身职业素养。护理人员可通过努力学习、勤奋工作以及娴熟的技术、敏锐的观察力、迅速准确的判断力等良好的专业素质，树立良好的社会形象，以得到社会的承认，赢得医院各级人员和社会对护理工作的支持，人们就会改善对护理人员工作的偏见。

总之，护理人员要加强自身修炼，以保持身心健康。

有这样一个故事，值得我们深思。一天，农夫的一头驴不小心掉进枯井里，农夫绞尽脑汁想要救出驴，几个小时过去了，驴还在井里哀号着。最后，农夫决定放弃救驴，他想这头驴已经老了，不值得大费周折地把它救出来，但是不管如何这口井是一定要填起来的。于是农夫就找邻居帮忙，一起将井里的驴埋了，以免除驴的痛苦。大伙人手一把铲子，不断将泥土铲进井里。当这头驴意识到自己的处境时，刚开始哭得很凄惨。但出人意料的是，一会儿它安静下来了。大家好奇地往井底一看，出现在眼前的情形令他们大吃一惊：当铲进的泥土落到驴子的背部时，它将泥土抖落一旁，然后站到泥土堆上面。就这样，驴子一步一步地上升到井口，然后在众人的惊讶中快步跑开了。

驴的故事告诉我们顺境与逆境只是态度的问题，关键在于你怎么想、怎么做。印度著名诗人、文学家、社会活动家、哲学家泰戈尔说过，“上天完全是为了坚强我们的意志，才在我们的道路上设下重重的障碍”。人生不可能一帆风顺，困境其实是人生中的宝贵财富，当我们面对困境时要做好准备，认清挫折，努力克服，我们就一定能够取得成功。

护理人员要保持和促进健康的心理，远离挫折心理，就应从自我做起，努力追求一种对自己充满自信、对生活和事业充满信心、对他人充满理解和宽容、对社会主动适应的积极状态，从而实现身心的健康发展。

第三节 不良心理的调节

一、不良心理的种类及对策

案例导入

小张是肿瘤科一名护理人员，即将休完产假，还有几天就要上班了。她在返岗前几天焦虑、失眠、多梦。她已休息半年，对科室规章制度还有护理操作感到生疏，开始质疑自己的工作能力。同时也担心，由于肿瘤科工作环境特殊，需长期接触化疗药物，而化疗药物可能致癌、致畸、致突变。担忧母体接触化疗药物会给她的宝宝带来未知的危害。她一想到这些，就感到很痛苦，不知如何是好。

护理工作是致力于人类健康的服务性工作，护理人员的身心健康是保证护理工作质量的前提，临床护理人员在紧张繁重的护理工作中承受着很大的精神压力，再加上家庭、社会、教育、环境等诸多因素的影响，他们常常出现身心紧张性反应，临床护理人员的亚健康问题尤为突出。因此，护理人员要及时做好心理调节，克服不良心理状态，这是非常必要和有意义的。

（一）护理人员常见的不良心理

护理人员常见的不良心理大致有以下几类。

其一，厌烦心理。护理任务繁重、琐碎，护理人员紧缺，经常超负荷运转，容易造成护理人员的身心疲惫；特别是夜班影响护理人员的生活节律，给临床护理人员带来了种种心理压力，他们容易出现厌烦心理。

其二，紧张心理。各个临床科室都可能会有急危重症患者，对于这样的患者，护理人员在上班时不能有丝毫的怠慢，必须时刻观察患者的病情变化，做好抢救患者的准备。在给患者做治疗或护理的时候，护理人员也须时刻保持谨慎，稍有分神就可能会发生一些原则性的差错，如发错药、打错针、医嘱执行错误等。所以，为了避免发生差错，护理人员容易出现过度紧张的心理状态。

其三，恐惧心理。由于患者法律观念的增强，护理人员通常害怕处理和护理急危重症患者，担心因自己技术不过硬或疏忽引起患者及其家属的不满。特别是资历较浅的护理人员，对一些先进的仪器操作不够娴熟、技术不够扎实、经验不够丰富。还有频繁的晚夜班、各种各样的检查和考核以及家庭生活等多重压力，导致护理人员容易产生恐惧感。

其四，自卑心理。社会对护理人员的歧视、不尊重，使部分护理人员产生自卑心理。有些人认为护理人员是医生命令的执行者，是一个熟练工，不需要太多技巧和高深知识，护理人员的辛勤劳动得不到认可和理解，人生价值和社会价值得不到体现。调查表明，多数护理人员存在职业自卑感，她们具有强烈的职业责任感，喜爱自己的工作，但在自我体验上感觉别人瞧不起护理工作，认为自己社会地位不高。

（二）调节不良心理的对策

面对繁重的护理工作，护理人员难免会产生亚健康的心理，那么如何调节不良的心理状态呢？首先，护理人员本人要学会自我调节；其次，医院管理者也要为护理人员提供有利条件，帮助他们调节不良的心理状态。

1. 个人学会调节不良心理

（1）合理宣泄不良情绪。

学会适当发泄心中的紧张焦虑情绪，如听音乐、健身、短期休假，能有效地缓解心理压力。学会信赖他人，向资深的护理人员或护士长倾谈，合理宣泄自己的不良情绪，化消极因素为积极因素。

（2）要注意劳逸结合。

护理人员一定要注意合理安排工作时间，明确护理工作的轻重缓急，养成良好的生活规律。加强营养和锻炼，工作之余注意休息，提高身体素质。这样，在缓解心理压力的同时，不断提高机体的抵抗力，不断提高自己应付复杂枯燥工作的能力，始终使自己在愉悦的心境下工作和生活。

（3）要培养自己对护理工作的兴趣，增强职业认同感。

兴趣的产生与大脑皮层上的兴奋点相联系，人们若对某项工作感兴趣，他就会热心并积极地投入这项工作。在护理实践中，如果发现自己对本职工作没有兴趣，也不必紧张、忧虑，此时应向护理典型人物学习，学习他们无私奉献的精神和良好的职业道德，努力培养自己的兴趣，充分认识护理工作在疾病治疗和康复中的重要作用，树立献身护理事业的理念。

（4）要客观认识自己的能力。

凡事要讲究一个适度，不能对自己要求过高，要客观地评价自己的能力，根本办不到的事情不要硬拼蛮干，对自己力所不能及的事情，应先缓一缓，再不断学习，努力赶上去，以适应不断发展的护理医学。

（5）要有明确的目标。

无论从事什么活动，一定要确立一个切实可行的行动目标，不能好高骛远，要脚踏实地，这样才能不断激励自己，以取得预期的成功，使自己有一个职业归属感。

（6）建立良好的团队协作关系，创造和谐的人文环境。

良好的工作环境与和谐的人际关系是减少护理人员不良心态的有效保证。护理人员应做到与人为善，和患者及其家属、亲友、同事等建立良好的人际关系。在融洽、快乐的气氛中工作，人不易产生不良心理，从而能够从容地面对复杂多变的工作。

（7）要磨炼自己的意志。

意志坚强的护理人员，在生理疲劳时能继续顽强地工作和生活下去，而且在心理疲劳时也能克服惰性，较好地完成工作任务。因此，护理人员必须注意从一点一滴的小事做起，培养自己胜不骄、败不馁、百折不挠的良好的心理品质，正确面对工作和生活中出现的一切困难。

（8）培养各方面的能力，提高自制力。

合格的护理人员必须具备一定的观察力、记忆力、动手能力、思维能力、判断能力、应急能力等，这样才能适应护理工作的需要。护理人员必须充分利用业余时间钻研护理医学前瞻性知识，苦练基本功和操作技能。努力提高责任感和义务感，具备全心全意为患者服务的思想。在工作中要有控制自己情绪、约束自己言行的自制力。护理人员也有喜怒哀乐，但是一旦进入护理角色，就要善于克服困难，调节自己的行为和情绪，以饱满的热情投入工作当中。

（9）树立正确的人生观和价值观。

护理人员应具有热爱生命、救死扶伤的人道主义精神，要认真深入地向护理界老前辈、工作中的先进人物学习。护理工作是光荣的，只有分工不同，没有职业的高低贵贱之分。要虚心踏实、安心地做好本职工作，不论工作多苦多累，都要保持饱满的热情，细心、耐心地为患者服务。

2. 医院管理者帮助护理人员调节不良心理

（1）医院管理者减轻护理人员压力源。

医院管理者要切实改变护理人员的工作条件，增加护理人员编制，减少护理人员的非护理性工作，充分利用现代科技设备，减轻护理人员的工作量和劳动强度，提高护理人员的待遇。培养护理人员职业自豪感，使其心情愉快地投入工作。

（2）应合理排班，减轻夜班护理人员的工作负荷。

合理安排夜班班次，缩短护理人员夜班的工作时间，让每个护理人员充分发挥效能，提高工作效率，提升服务质量。

（3）开展多种多样的业余活动。

医院管理者应该多关心护理人员生活、工作情况，创造条件，开展丰富多彩的业余活动。在护理人员节、青年节等节日开展各种形式的活动，如礼仪表演、技术比武、知识竞赛、文艺演出等。增加护理人员的参与意识和竞争意识，创造浓厚的学习氛围，提高护理人员的生活质量和工作热情。

（4）护理部实现人性化管理。

关心护理人员的心理需求，倾听其心声，帮助护理人员解决工作、生活中遇到的问题，调动其积极性。大力宣传护理队伍中的先进典型，多鼓励、多表扬，充分发挥他们的潜力，使其身心放松地工作。

（5）护士长实现个性化管理。

护士长应充分了解每位护理人员的性格特点，安排工作时做到科学合理，尊重、满足护理人员合理的、正当的需求，在护理管理中做到人性化管理，增加护理人员的凝聚力，关爱每一位护理人员，让护理人员以饱满的热情投入工作，最终让患者得到全程优质的护理服务。

针对案例中的小张的情况，如果你是该科护士长，你如何帮助她轻松地回归工作岗位？

（1）安排科室护理人员去看望产假中的小张及婴儿，了解小张和婴儿的身体状况，增进同事间的感情，同时传递科室工作信息，为小张返岗后的工作做铺垫，提高其工作的信心。

（2）在科室开展返岗岗前培训。对休产假的小张进行规范化培训，包括信息化知识、护理核心制度、工作流程、各班职责、专科操作等，在小张返岗前一周内，对其进行考核，当小张考核合格后才准许其上岗。返岗岗前培训能够提高产假后返岗护理人员的责任感和风险意识，使其在短时间内就能够做好角色互换，履行岗位职责，规范护理行为，减少护理差错的发生。

（3）合理排班、进行业务指导。因小张离岗时间较长，哺乳期时间不定，其工作可由资深护理人员把关和指导，减少护理差错及护患纠纷的发生；尽可能避免让小张接触化疗药物，减轻她的担忧。

（4）加强质量检查。重点监督检查小张的护理工作，指出其工作中的不足之处，对于易错环节，积极组织科内护理人员讨论，找出预防办法，减少护理隐患，做到早发现、早检查、早预防，帮助小张安全上岗，重拾信心，减轻工作焦虑感。

二、不良心理的调节原则

护理人员和普通人一样随时都在体验着快乐与悲哀、激动与失望、希望与沮丧、热爱与厌恶等不同的情绪和情感，同时又在接触着许多不同的职业、年龄、性别、性格的病人和各种各类的事物，他们也会与普通人一样，内心发生冲突而失去平衡。及时有效地对他们进行心理调节，使之保持在最佳的平衡曲线范围内，不论遇到什么特殊情况都能较好较快地适应，而不至于因心境不佳、性格急躁、注意力分散等造成意想不到的后果。护理人员的心理调节，就个人来说，是心理素质的培养和磨炼的问题；就社会来说，是国家制度、社会风气、人民精神面貌、人与人之间关系等社会思想体系的具体体现。社会主义社会中人与人之间的关系应该是“我为人人，人人为我”的相互关系，护理人员的心理调节就是在这一原则支配之下进行的。为了人民的健康和幸福，他们可以忍受着常人不能忍受的一切，甚至为病人献出沸腾的热血和宝贵的生命。

护理人员调节不良心理的原则有以下几点。

（一）具有充分的适应力

适应力是人适应环境的调节能力。适应力的强弱有赖于人的知识、经验和才干的积累程度，但重要的是自我调节的素质。在环境发生巨大变化时能有较强大的适应力，它是良好素质的反映。例如，护理人员在校学习了一套完整的理论和技术操作，到工作单位才发现要处理的各种各样的突发事件远比在校期间学习时遇到的事件复杂得多，如果适应力强，则可缩短适应时间，这就需要平时有意识地培养和锻炼适应力。

（二）能充分地了解自己，并对自己的状态做出适度的调节

护理人员要及时地认识到自己的情绪变化，分析具体原因，进行自我健康管理，保持健康的心理，消除各种危险因素，努力追求一种充满自信、对他人充满理解、对社会适应的积极状态，实现其身心健康的全面发展。当遇到问题时，要进行自我疏导或请求他人帮助，及时调整，快速走出不良心理状态。

（三）维持良好的护患关系

人际关系的优劣对护理质量与工作效率有着不可低估的影响。护理工作的核心是促进和保证患者的健康，有效的人际沟通能促进护患之间的相互理解，提高患者对护理人员的信任度和对护理工作的满意度，增强护理人员的职业认同感。

（四）能适度地发泄情绪和控制情绪

护理人员在工作中应把握好自己的心理状态，适时而恰当地调整自己的情感、情绪，保持乐观的精神面貌。例如，当发生不愉快的事件后，需要护理人员对自身心理进行自我评价和调整。上岗时，要进入角色，调整好情绪，以饱满的精神面貌投入工作，对自己的情绪、情感要有调控能力，要防止和控制情绪冲动导致的工作失误。既要加强注意力的转移能力的培养，又必须培养注意力的专一性，按操作常规完成手中工作，绝不能马马虎虎做事，违反操作规程。只有积极增强抗干扰能力，才能安全落实护理工作。

（五）树立正确的人生观和价值观

激励学说认为物质刺激是外附刺激，可以调动人的积极性，但不能持久；而精神激励即内附激励，所产生的力量发自内心，持久而稳定。“选择护理就是选择了奉献”，要做好护理工作，必须有强烈的事业心和奉献精神。应加强对护理人员的政治思想激励建设，巩固专业思想，让他们树立崇高的人生观，爱岗敬业，端正行风，培养护理人员的责任感和奉献精神。

（六）在不违背病人利益的前提下，能有限度地发挥个性

护理专业要求从业人员能认同并热爱护理专业，有一定职业荣誉感，了解职业的角色要求，有一定的择业动机及对专业的成就感要求，有稳定的职业心态，有基本的、发自内心的关心及爱护病人的能力。护理人员要以病人为中心，秉持“患者至上”的原则，树立远大的职业理想，完成职业目标，为了良好而先进的医院文化而奋斗。

第四章

护理人员神经症性心理障碍的表现与调节

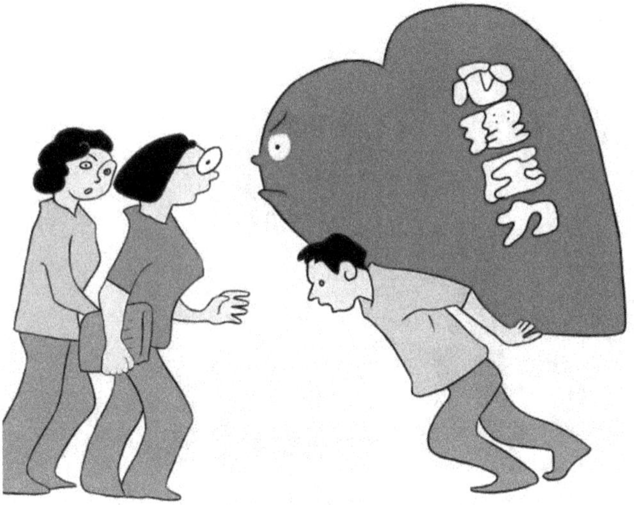

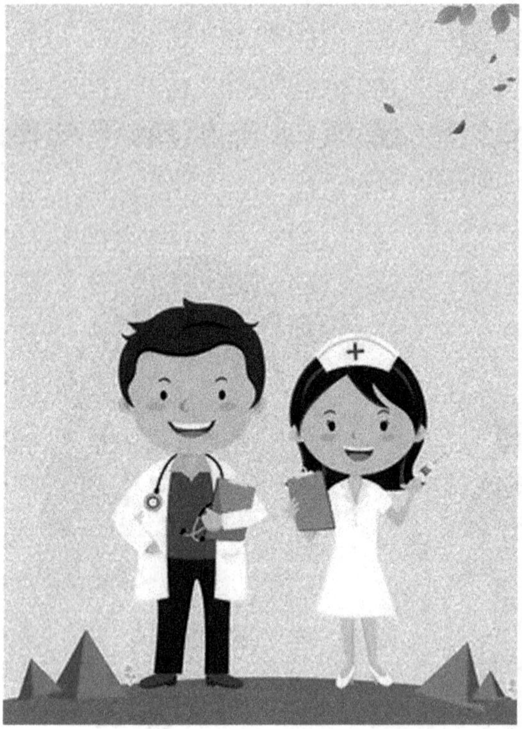

第一节 人格障碍的表现与调节

一、人格障碍概述

（一）人格

在了解人格障碍之前，我们先了解一下什么是人格。

人格或称个性，这个概念源于希腊语 Persona，原来主要指演员在舞台上戴的面具。

心理学借用这个术语用来说明人也会根据社会角色的不同来更换面具，这些面具就是人格的外在表现。面具后面还有一个真实的自我，它可能和外在的面具截然不同。

人格是人类独有的，由先天获得的遗传素质与后天环境相互作用而形成的，能代表人类灵魂本质及个性特点的性格、气质、品德、品质、信仰、良心以及由此形成的尊严、魅力等。

简单地说，人格就是一个人固定的行为模式及在日常活动中待人处事的习惯方式，是全部心理特征的综合。

人格的特征主要有四个，即独特性、综合性、功能性、稳定性。

所谓“人心不同，各有其面”。这就是人格的独特性。一个人的人格是在遗传因素、生存环境因素、教育环境因素的相互作用下形成的。但是，人格的独特性并不意味着人与人之间的个性毫无相同之处。在人格形成与发展中，既有生物因素的制约作用，也有社会因素的作用。人格作为一个人的整体特质，既包括每个人与其他人不同的心理特点，也包括人与人之间在心理、面貌上相同的方面，如每个民族、阶级和集团的人都有其共同的心理特点。

人格是由多种成分构成的一个有机整体，具有内在统一的一致性，受自我意识的调控，这就是人格统合性。它是心理健康的重要指标。当一个人的人格结构在各方面彼此和谐统一时，他的人格就是健康的；否则，可能会出现适应困难，甚至出现人格分裂。

人格决定一个人的生活方式，甚至决定一个人的命运，它是人生成败的根源之一。当面对挫折与失败时，坚强者能发愤拼搏，懦弱者会一蹶不振，这就是人格功能性的表现。

人格具有稳定性。个体在行为中偶然表现出来的心理倾向和心理特征并不能说明他的人格。俗话说，“江山易改，禀性难移”，这里的“禀性”就是指人格。当然，强调人格的稳定性并不意味着它在人的一生中是一成不变的，随着生理的成熟和环境的变化，人格也有可能产生或多或少的变化，这是人格可塑性的一面。正因为人格具有可塑性，才能培养和发展人格。人格是稳定性与可塑性的统一。

（二）人格障碍

了解了人格的相关知识，我们就可以更好地理解人格障碍了。

人格障碍（Personality Disorder）是指个体在发育成长过程中，因遗传、先天以及后天不良环境因素造成的个体心理与行为的持久性的固定行为模式，这种行为方式明显偏离正常且根深蒂固，由于其整个人格方面异常，病人常遭受痛苦和/或使他人遭受痛苦，或给个人或社会带来不良影响。人格的异常会妨碍个体的情感和意志活动，破坏个体行为的目的性和统一性，给人以与众不同的特异感觉，在待人接物方面表现得尤为突出。

人格障碍通常开始于童年、青少年或成年早期，并一直持续到成年乃至终生。部分人格障碍患者在成年后有所缓和。

人格障碍会导致各种适应不良：个体出现明显的猜疑或偏执，具有高度的攻击性，情绪不稳定，缺乏冲动控制，抑或过分依赖、内向、沉默、退缩，各种情感体验缺失，出现病理性嫉妒，行为夸张，过分要求严格与完美无缺，持久和广泛的内心紧张及忧虑等。

目前一般认为人格障碍与精神疾病间的关系为：人格特征可成为精神疾病的易感因素或诱因，某些人格特征是精神疾病的潜隐或残留表现；人格障碍和临床综合征可有共同的素质与环境背景，两者可共存，但不一定有病因联系。

二、人格障碍的分类及调节

对人格障碍的分类，迄今为止尚无统一的标准。世界卫生组织在国际疾病分类中曾提出10类人格障碍，我国精神疾病分类方案中的人格障碍类别与WHO基本一致，主要分为下述几类。

（一）偏执型人格障碍

案例导入

李某，女，28岁，工作五年，工作能力较为突出，护士长提拔她担任责任组长。由于她和同事关系不和，不能顺利完成工作，两周后被暂时撤换组长一职。该护士疑心是某同事在背后搞鬼，嫉妒她的才干，认为自己受到了排挤和压制，对撤职一事耿耿于怀，认为大家对她不公平。此后，常与同事、护士长，甚至患者和家属发生冲突，还常到护理部要求复职。好友耐心细致地劝导她，她不等好友把话说完，急于申辩，始终把他人的善意理解为敌意行为。该护士经诊断为偏执型人格障碍患者。

偏执型人格又叫妄想型人格，是指以极其顽固的固执己见为典型特征的一类变态人格，表现为对自己过分关心，对自我评价过高，常把挫折的原因归咎于他人或推诿于客观。据相关资料表明，具有偏执型人格障碍的人数占心理障碍总人数的5.8%。由于这种人少有自知之明，对自己的偏执行为持否认态度，实际情况可能要超过这个比例。偏执型人格障碍患者以猜疑和偏执为特点，始于成年早期，男性多于女性。常表现为：

（1）敏感多疑。

（2）容易与他人发生争辩、对抗。

（3）常有病理性嫉妒观念。

（4）易于记恨、委屈。

（5）自负、自我评价过高。

（6）固执、不宽容、不妥协。

对偏执型人格障碍患者，可通过如下几种方法调节。

1. 认知提高法

全面介绍其自身人格障碍的性质、特点、危害性及纠正方法，使其对自己有一正确、客观的认识，并自觉自愿产生要求改变自身人格缺陷的愿望。

2. 交友训练法

鼓励他们积极主动地参与交友活动，学会信任别人，消除不安感。交友训练的原则和要领是：①真诚相见，以诚交心。②交往中尽量主动给予知心朋友各种帮助。③注意交友的心理相容原则。

3. 自我疗法

偏执型人格障碍患者必须学会分析自己的非理性想法。偏执型人格障碍患者往往有以下表现：① 我不能容忍别人一丝一毫的不忠。② 世上没有好人，我只相信自己。③ 对别人的进攻，我必须立刻予以强烈反击，要让他知道我比他更强。④ 我不能表现出温柔，那样会给人一种不强健的感觉。可改变上述非理性的想法，以除去其中极端偏激的成分。例如，① 我不是说一不二的君王，别人偶尔的不忠应该原谅。② 世上好人和坏人都存在，我应该相信好人。③ 对别人的进攻，马上反击未必是上策，我必须首先弄清是否真的受到了攻击。④ 我不敢表示真实的情感，这本身就是虚弱的表现。

4. 敌意纠正训练法

偏执型人格障碍患者易对他人和周围环境充满敌意和不信任感，可采取以下训练方法，克服敌意、对抗心理。例如，① 经常提醒自己不要陷于“敌对心理”的旋涡中。② 要懂得只有尊重别人，才能得到别人的尊重的基本道理。③ 要学会向你认识的所有人微笑。④ 要在生活中学会忍让和有耐心。

5. 求助医生辅以药物治疗

偏执型人格障碍患者可使用抗精神病药治疗，但必须在医生的指导下服用抗精神药物。在使用药物治疗的同时，最好结合上述的心理调节方法。

（二）分裂型人格障碍

案例导入

李某，女，21 岁，新入职护士，爱读书、爱写诗、爱写日记，但害怕在陌生人面前讲话，一讲话就脸红，性格内向，喜欢把自己内心的秘密写在日记里。休息时爱看言情小说，但从不与异性接触。生活上不修边幅，有时两周都不换工作服。同住宿友说她脾气古怪，不合群，与他人谈不来。李某经诊断为分裂型人格障碍患者。

分裂型人格障碍是一种以观念、外貌和行为奇特，以及人际关系有明显缺陷，且情感冷淡为主要特点的人格障碍。这类人一般较孤独、沉默、隐匿，不爱与人交际，不合群。分裂型人格障碍是日常生活中和医学心理咨询门诊中比较常见的人格障碍。据上海市青少年心理健康调查资料显示，分裂型人格障碍占人格障碍总数的29%左右，接近1/3。1975 年，著名的精神病学家罗逊特指出这种类型的人约占正常人群的7.5%。男性多于女性。常表现为：

（1）性格明显内向（孤独、被动、退缩）。

（2）对人冷漠，缺乏感情体验。

（3）不修边幅，行为怪异。

（4）言语结构松散、不恰当，但并非智能障碍或文化程度所限。

（5）爱幻想或有奇异信念。

（6）可有奇异感知体验。

对分裂型人格障碍患者，可通过如下几种方法调节。

1. 社交训练法

对孤独、不合群的分裂型人格障碍患者，一般按照以下步骤进行纠正。

（1）提高患者的认知能力，让他懂得孤独、不合群、严重内向的危害，鼓励患者自觉进行心理训练。同时讲清训练的方法、步骤、目的和注意事项，要求患者积极配合实施。

（2）制定社交训练评分表。对自我进行评分，每天小结，每周总结。8 ~12 周为一疗程。施治者（医生、专业人员、家长等）每周核对记录，并做出评价。每日最低分为 0 分，最高分为 3 分，每周最高分为 18 分。如果以 8 周为一疗程，总分为 144 分。一般以奖励表扬为主,对他们的点滴进步都要加以肯定,并给予强化,以增强其自信心,这一点很重要。奖励可采用现金、代币、赠送喜爱的生活学习用品、允许定期外出旅游等方式。切忌因为患者无进步或进步微小而批评、责备他们,以免造成患者心理反感和对自己丧失信心。

（3）确定训练内容和目标。训练内容从简到繁，从易到难。开始时由施治者和受训者共同商定，以某一位朋友（同学或同事）为交谈对象，每次要求患者主动与他交谈 5 分钟，交谈内容和方式不限，逐渐过渡到积极主动、比较融洽地随便交谈。再逐步增加交谈的时间（从 5 分钟增加到 20 分钟，再增加到半小时）。交谈对象可由 1 人增加到 5 人。训练成功后，改变训练内容，鼓励受训者积极参加集体活动，投入现实生活。

2. 兴趣培养法

兴趣培养有助于克服兴趣索然、情感淡漠的人格。具体做法如下：

（1）提高认知。要求患者有意识地分析自己,确定积极的、理想的人生目标。

（2）社会实践。要创造条件，有意识地让患者接触社会实际生活，广泛接受社会信息，促使其兴趣多样化。

（3）参加兴趣小组活动如绘画、歌咏、舞蹈、艺术、体育锻炼、科技活动等，这是培养兴趣的较好形式。

（三）反社会型人格障碍

案例导入

张某，男，30 岁，因“反复寻衅闹事、打架斗殴，并扬言要杀妻子、父母”入院。病人自小品行不端，上学期间经常逃课，并欺压同龄小朋友。十三四岁时染上了抽烟、喝酒、赌钱等恶习，中途退学，游手好闲，与社会上不三不四的人混在一起，时常打架斗殴，脸上、身上有多处伤疤。在家时常与家人发生冲突，多次将母亲打伤。18 岁时开始交女友，并将其强奸，因此被捕入狱，被判刑 3 年。出狱后张某仍一如从前。结婚后时常无故打骂妻子，且手段凶狠，妻子不堪忍受，1 年后两人离婚。数年后，再次结婚，仍然毒打妻子，不久妻子提出离婚，张某听后大怒，扬言要杀死妻子及其父母。家人无法管教，便强行送其入院。病人无精神病阳性家族史，入院体检及辅助检查未见异常。

反社会型人格障碍以行为不符合社会规范、经常违法乱纪、对人冷酷无情为特点。此类人往往在童年或少年期就出现品行问题，如说谎、逃学、吸烟、酗酒、偷窃、斗殴、赌博等。男性多于女性。常表现为：

（1）易激惹、冲动并有攻击行为。

（2）缺少道德观念，无善恶是非判断，不能吸取教训。

（3）极端自私，以自我为中心。

反社会型人格与违法犯罪有较密切的关系。

对反社会型人格障碍患者，可通过如下几种方法调节。

1．预防措施（针对儿童早期的征兆）

（1）早期干预。

（2）对被忽视儿童给予特别关注。

（3）预防方案要因人而异，以适应不同群体儿童的特殊需要。

（4）向高危青少年及其家庭提供可利用的资源。

2. 治疗

反社会型人格障碍的治疗方法包括药物治疗和心理治疗。对行为控制、情绪控制等方面通过服用药物调整。对患者进行必要的心理治疗，如帮助患者进行内在的调整，理解患者，对其状态、行为的内在成因过程进行梳理，并提供及时的帮助。

（四）冲动型人格障碍

案例导入

刘护士，女，23 岁，工作三年，常和患者及其家属发生言语冲突。小时候其父母在外地工作，她和弟弟在家乡与爷爷、奶奶一起生活，她十岁时父母才把她接到城里上学。小刘性格孤僻、内向，不愿说话，曾因身材较胖在学校被同学们取笑。小学四年级时，小刘要求父母送她去学跆拳道，上学时有同学取笑她，她就用武力对付。从此，刘某稍有不顺便拳打脚踢，问其打人的理由，她认为都是别人惹的祸。工作中遇到不服从管理的患者和家属，态度生硬，甚至和患者及家属发生肢体冲突，常被患者投诉。

冲动型人格障碍又称攻击型人格障碍、暴力型人格障碍，是一种患者出现阵发性情绪暴怒并有攻击性行为的人格障碍，以情感爆发伴明显行为冲动为特征。男性明显多于女性。表现为：

（1）情绪不稳，易和他人发生争执和冲突，但事后后悔。

（2）人际关系强烈，时好时坏，几乎没有持久的朋友。

（3）情感爆发时对他人有暴力攻击行为，亦可有自杀、自伤行为。

（4）在日常生活和工作中同样表现冲动，做事缺乏目的性和计划性。

对冲动型人格障碍患者，可通过如下几种方法调节。

（1）开展青春期有关生理、心理方面的教育，使其能正确地认识自己，认识自己外部的变化和心理的变化。

（2）开展多种形式的业余文艺、体育活动，让青春期男孩体内的内在能量寻找到一个正常的释放渠道。另外，培养他们的爱好和兴趣，陶冶情操，促进其健康成长。

（3）通过各种手段培养他们的承受能力，并能对挫折采取积极的富有建设性的措施。

（4）运用行为治疗的系统脱敏技术，帮助患者克服行为的冲动性。

（五）表演型人格障碍

案例导入

某医院一年轻女护士，平时讲究穿着打扮，喜欢炫耀自己，在单位上干尽出风头的事。只喜欢听到别人对她的赞扬声，不爱听到别人的反对声，更不能接受一点点批评。她平常言语、行为和服饰总爱模仿影视明星和歌星，好像她本人就是明星似的。

表演型人格障碍又称癔症型人格障碍，暗示性、依赖性强，以过分的感情用事和夸张言行吸引他人注意为特点。具体表现为：

（1）情感体验肤浅，情感反应强烈易变，感情用事，喜怒哀乐皆形于色，表情丰富但矫揉造作，爱发脾气。

（2）爱表现自己，行为夸张、做作。

（3）任性、心胸狭窄。

（4）以自我为中心，当需要不能满足时表现出强烈的不满情绪。

（5）暗示性强，容易受他人影响或诱惑。

（6）富于幻想，常自欺欺人，凭猜测和预感做出判断，言语不可靠。

（7）喜欢寻求刺激，过分参加社交活动，给人以轻浮的感觉。

对于表演型人格障碍患者，其调节重点在于改变这些患者的不恰当人际关系。

1. 认知上

帮助患者认识到这样做虽然短期会有效果，但是从长期来看，对于他们自身以及人际关系都会带来很大的隐患。

2. 行为上

当患者表现出恰当的行为时则给予奖励，当患者表现出不恰当的行为时应给予惩罚。

（六）强迫型人格障碍

案例导入

张某，女，29岁，供应室护士，高中时成绩优秀，父亲省吃俭用给她买了一块手表作为奖励。她时刻害怕丢失这块手表。然而事与愿违，一次早操中竟将手表弄丢了。她深知父母挣钱不容易，内心极度内疚，常常有意识地到操场边寻找，希望能够找到。她不敢将此事告诉父母，长期的焦虑导致学习成绩下降。高中毕业后考进了一所高职学校，后分配到某医院供应室工作。在一次处理气性坏疽病人用过的器械时，护士长交代对此器械要做特殊处置。处理器械后，她害怕自己被污染，反复洗手、洗头、洗澡。后来即使接触到普通器械，她也要反复洗手，导致手部皮肤出现严重湿疹。

强迫型人格障碍以过分的谨慎小心、严格要求与完美主义及内心的不安全感为特征。具体表现为：

（1）对任何事物都要求过高过严，按部就班，拘泥于细节。

（2）过分讲究卫生，甚至家人也感到劳累和疲惫。

（3）常有不安全感，做任何事唯恐出现疏忽或差错。

（4）主观、固执，对别人做事不放心。

（5）过分节俭，甚至吝啬。

（6）过分沉溺于职责义务和道德规范，缺乏工作后的满足感和愉快感，常有悔恨和内疚感，过于关注自己的缺陷和不足。

对强迫型人格障碍患者，可通过如下几种方法调节。

1. 认知疗法

认知疗法在治疗强迫型人格障碍方面很有效：将焦点集中在患者的认知

功能失调、仪式性动作、负性情绪、人际交往和自我认同等方面，进行针对性的治疗。

2. 支持性的心理治疗

强迫型人格障碍患者参与的治疗时间较长，进步也较大、较快。也许这是因为患有强迫型人格障碍患者更遵守规定且大多按照社会期望（也包括治疗师的期望）办事。

（七）焦虑型人格障碍

案例导入

赵某，女，28 岁，急诊科护士，羞怯，易气馁。她很想去约会，虽然她的工作能够接触到许多单身的异性，她也有爱慕的对象，但她都没有勇气表达出来。如果对方同意了，她会慌慌不安、不知所措；如果对方拒绝了，她又会觉得很丢面子。在临床工作中，也存在着类似的问题。十年来，为了职称的晋升，她撰写了好几篇论文并反复修改，始终没有勇气将论文投寄期刊，因她觉得自己水平不高，羞于将文章公之于众。因缺少发表的论文，其职称评审也被耽搁了。

焦虑型人格障碍以经常感到紧张、提心吊胆、不安全及自卑为特征，总希望被人喜欢和接纳，对拒绝和批评过分敏感，有习惯性地夸大日常处境中的潜在危险，有回避某些活动的倾向。

对焦虑型人格障碍患者，可通过如下几种方法调节。

（1）消除自卑感。

（2）克服人际交往障碍。

具体可通过如下步骤来克服人际交往障碍。

第一星期，每天与同事（或邻居、亲戚、室友等）聊天十分钟。

第二星期，每天与他人聊天二十分钟，同时与其中某一位多聊十分钟。

第三星期，保持第二星期的交友时间量，与一位朋友进行不计时的随意谈心。

第四星期，保持第三星期的交友时间量，与几位朋友在周末小聚一次，随意聊天，或家宴，或郊游。

第五星期，保持第四星期的交友时间量，积极参加各种思想交流、学术交流、技术交流活动等。

第六星期，保持第五星期的交友时间量，尝试与陌生人或不太熟悉的人交往。

（八）依赖型人格障碍

案例导入

王某，37岁，已婚，有一个儿子。由于企业倒闭（王某在这家企业工作了15年），王某已经失业半年。半年来，王某傻待在家中等运气。王某出生在一个重男轻女的大家庭，他是这一辈人中唯一的男孩，是家庭的传宗接代之宝。在小家庭，没本事的父亲生活在“大男子汉”的自我意识中，既不能干，也不想干。母亲操持着家里的一切事务。为了他的“健康成长”，母亲呕心沥血、无微不至。为了避免他人的养育方式不当而影响孩子的健康成长，母亲甘愿一人承担王某的养育工作。母亲处处指导、事事代劳，唯恐王某在为人处事中受到伤害。在几十年的成长中，王某心安理得地享受着母亲的过度保护，也就在不知不觉中失去了许多学习生活技能的机会。15年前，母亲为他安排了一份工作。14年前，从物色对象到操办婚宴，母亲为他包办了婚姻。在科室，王某不能做也不愿意做独当一面的工作，希望得到别人的指导，也乐意受人差遣；与同事相处，不管是面对善意的嘲弄还是随心所欲的使唤，王某都能保持一种友好和乐于助人的态度，为大家端茶送水。在家里，妻子抱怨说，“王某就像一个小孩子，事事要你为他操心，对家里的大事小事都没有主意”。

依赖型人格障碍以缺乏自信、不能独立活动为特征。具体表现为：

（1）要求或让他人为自己生活的各方面承担责任。

（2）将自己的需要附属于所依赖的人，过分地服从他人的意志。

（3）不愿意对所依赖的人提出即使是合理的要求。

（4）感到自己无助、无能，或缺乏精力。

（5）沉湎于被遗忘的恐惧之中，不断要求别人对此提出保证，独处时感到很难受。

（6）当与他人的亲密关系结束时，有被毁灭和无助的体验。

（7）常把责任推给别人，以应对逆境。

对依赖型人格障碍患者，可通过如下几种方法调节。

1. 习惯纠正法

清查一下自己行为中哪些是习惯性地依赖别人去做的，哪些是自主决定的。可以每天做记录，记满一个星期，然后将这些事件按自主意识强、中等、较差分为三等，每周做一小结。

对自主意识强的事件，以后遇到同类情况时坚持自己独立完成；对自主意识中等的事件，可提出改进的方法，并在以后的行动中逐步实施；对自主意识较差的事件，可以逐步强化自主意识。

2. 重建自信法

第一步，消除童年不良印迹。第二步，重建勇气，可以选做一些略带冒险性的事，每周做一项。

（九）其他型人格障碍

还有两种人格障碍的类型，即循环型和分裂症型，分别列入心境障碍与精神分裂症等障碍内。它们在现象学、家族史和病程方面均有明显的共同性，在这里不做具体讨论。

第二节　神经症性心理障碍的表现与调节

随着社会的发展、人们健康意识的提高、市场经济的发展以及医疗行业竞争的日趋激烈，护理人员作为医院临床一线的主力军，承担着越来越多的挑战和压力，而从事这项工作往往女性居多，她们心理承受能力较差，工作负荷重，人员少，心理往往会产生不同程度的动荡和失衡，如身心疲惫、心理调节能力下降。护理人员在身心健康受到外界因素的影响下，神经症性心理障碍的症状也逐渐显现出来，从而影响了工作热情和效率，影响了护理工作质量。如不进行及时、有效的干预和调节，轻者影响生活、学习和工作，重者会使他们成为持续迁延的神经症患者。

一、神经症性心理障碍概述

神经症是一种常见的心理障碍，旧称神经官能症，主要表现为焦虑、抑郁、恐惧、强迫、疑病症状或神经衰弱症状的精神障碍。随着社会的进步，人们对护理工作的要求越来越高，护理人员在面临各种压力下，出现神经症性心理障碍的比率也随之升高，其表现出来的症状与神经症有不少共同特征：① 起病常与心理、社会因素有关；② 患者病前常有一定的易患素质和人格基础；③ 没有相应的器质性病变；④ 社会功能相对完好，行为一般保持在社会规范允许的范围之内；⑤ 一般没有明显或持续的精神病性症状；⑥ 自知力完整，疾病痛苦感明显，有求治要求；⑦ 病程大多持续迁延。

二、神经症性心理障碍的种类与调节

（一）恐惧

案例导入

汪护士，23岁，在一次为患儿行静脉输液时，由于进针的失败被患儿家属指责和破口大骂，后一直害怕为病人进行输液，只要一拿到输液器，手就不自主地发抖，有旁人在时手抖动得更加厉害，并会出现心慌胸闷、呼吸急促等症状。她已不能正常开展工作，但又害怕因此失去工作，整天惶恐不安。

恐惧症（原称恐怖性神经症）是一种以过分和不合理地惧怕外界某种客观事物或情境为主要表现的神经症。患者明知这种恐惧反应是过分、不合理的，但在相同场合下仍反复出现，难以控制。患者极力回避恐惧的客观事物或情境，或带着畏惧去忍受，影响了其正常活动。

调节恐惧的方法有以下几种。

1. 克服恐惧心理，增强自信心

增强自信，放下包袱，打消顾虑，敢于面对周围的环境，要相信自己。

2. 不要过度在意别人的看法

若过多担心他人对自己的评价，会抑制自己表现能力的发挥，导致意志消沉、情绪低落、孤独彷徨。

3. 克制多疑的心态

恐惧会使人敏感、多疑，损害身心健康，多疑常常让人缺乏安全感。克服多疑的心理，有助于建立良好的人际氛围。乐善好施，乐而忘忧，是医治疑心病的好办法。

4. 合理认知

当恐惧时，要冷静地想一想，是什么诱发了恐惧，恐惧的对象是什么，恐惧是客观发生的还是主观产生的，你认为恐惧时，别人是否和你一样恐惧，值不值得恐惧。可采用与上述类似的方法对自我进行提问，可以有效地克服恐惧心理。

（二）焦虑

案例导入

田某，25岁，未婚，一次给患者换药时错将2床的药换给3床，被家属发现后告到医院，幸运的是此次事情并没有产生直接后果，但田某仍然遭到院里的通报批评。她感觉太丢脸了，总觉得大家在背后议论她。一段时间以来田某心情很不好，她认为自己做什么事都不会成功。长时间烦躁不安、失眠、心慌，食欲下降。

焦虑症又称为焦虑性神经症，是神经症这一大类疾病中最常见的一种，以焦虑情绪体验为主要特征。临床上主要分为慢性焦虑（即广泛性焦虑）和急性焦虑（即惊恐发作）两种形式。主要表现为：无明确客观对象的紧张担心，坐立不安，还有自主神经功能失调症状，如心悸、手抖、出汗、尿频等及运动性不安。焦虑症还表现为焦虑严重程度与客观事实或处境明显不符，或持续时间过长。我们要正确地区分正常的焦虑情绪和焦虑症。

调节焦虑的方法有以下几种。

1. 保持乐观的心态

首先要保持乐观的心态，稳定情绪，能够很平静地看待每件事。不要让发生的事情很容易地影响你的情绪以及心理，工作时要认真细致，以减少差错的发生。

2. 保持自信

很多时候人们表现出来的焦虑、抑郁，都是因为不够自信，有的甚至是因为自卑引起的。对自己没有信心的人，碰到事情的第一反应就是怀疑自己，这样无形中就已经给自己造成了困扰。因此，首先要自信，减少自卑感。应该相信自己，每当增加一次自信，你的焦虑程度就会降低一点。当我们完全恢复自信，焦虑也就被彻底驱除。

3. 自我疏导

当意识到自己有轻微焦虑时，首先要对自己进行疏导，告诉自己，这根本不是什么大事，是自己想多了。要正视这件事情，不要想着去逃避。

4. 自我放松

当你感到焦虑不安时，可以转移注意力，做一些能让自己平静下来的事情。只有当心态调整好，心情平静下来，才能将事情干好。

5. 适当发泄

适当发泄可以缓解不良情绪的精神刺激，保持良好的心态，做事时才能减少差错的发生。

三、强迫观念与行为

由于工作的性质、环境的特殊，护理人员出现强迫症的例子屡见不鲜，如反复核对、反复关门、反复洗手等，生怕出错、出岔子。

案例导入

张某，女，23 岁，平日里很讲究卫生，自从半年前病区收治一名乙肝病毒携带者后，张某便开始反复洗手，近 1 个月洗手次数明显增多，每天要洗二十多次手，每次要洗十多分钟，有时甚至将手部皮肤都洗破了。张某也想改掉这个毛病，但若不洗手，她就会觉得手很脏，浑身不自在。

强迫症是以强迫症状为主要临床表现的一类神经症。其特点是有意识强迫症的自我强迫和反强迫并存，二者的强烈冲突使患者感到焦虑和痛苦，患者认识到观念和冲动来源于自我，很想摆脱，但又无能为力。

调节强迫症状的方法有以下几种。

1. 认知调整

强迫并不可怕，强迫观念与行为本质上是心理上的自相搏斗，治疗强迫观念与行为就是要以个人意志战胜恐惧心理，即所谓“知己知彼，百战不殆”。治疗的关键是要对强迫症状有正确的认识，许多强迫症患者产生疑病观念和紧张情绪，这在增加心理负担的同时又加重强迫症状了。要让患者了解有关强迫症的知识，包括强迫症产生的原因、性质、结果及治疗的各种措施，消除顾虑，树立战胜强迫症的信心，并积极主动地配合治疗。

2. 性格调整

强迫症状只是一种表面现象，真正起作用的是他们的强迫型人格，即不良的个性和思维方式。因此，强迫症患者要有意识地努力克服任性、急躁、好胜等性格，改变过于刻板、过分认真的做事方法，不要过于钻牛角尖，可换个角度去思考，事情往往会有意想不到的转机。同时树立信心，勇敢乐观地面对挫折。

3. 不苛刻自己成为完美主义者，相信努力就好

做任何事，只要努力了，对自己来说就是最好的，应承认和接受自己有犯错误的可能，对生活、对学习不应太苛刻，不要追求极端完美，否则只会适得其反。同时，看待问题时不可太绝对，要学会相互比较，同时保持乐观的心态。

4. 调整生活状态

学会自我放松。强迫症患者应适当地调整自己的生活状态，如积极参加各种文体活动，可使枯燥的日常生活变得丰富多彩，同时也减轻了生活、学习上的压力，进而引发强迫症的恐惧和焦虑情绪也就会逐渐减轻。

5. 转移注意力，做自己感兴趣的事

当患者反复出现强迫思考和强迫行为时，此时应想办法转移注意力，可以做感兴趣的事情，如听音乐、积极参加体育锻炼等，让注意力集中于正在做的事情上，忘掉经常联想的事情，摆脱痛苦。

四、躯体形式障碍

案例导入

韩某，女，28岁，在协助医生为小三阳患者进行手术时，不小心被缝针刺破手指，及时行针刺伤应急处置。韩某近期出现乏力、食欲不振症状，怀疑自己得了肝炎，检查肝功能和乙肝二对半，均未发现异常。但她还是放心不下，怀疑检测仪器出了偏差。上述症状已严重影响其睡眠和工作。

躯体形式障碍是一种以持久的担心或相信各种躯体症状的优势观念为特征的神经症。患者通常以各种躯体症状为主诉，反复在各大医院求治，虽然医学检查呈阴性，并经医生解释，还是不能打消其疑虑，患者拒绝探讨心理病因的可能。

调节躯体形式障碍的方法有以下几种。

（1）纠正患者错误的认知，进行支持性心理治疗，给予患者解释、指导和疏通，解除其多虑的根源。

（2）采用森田疗法，可有效地消除患者疑病观念，让患者继续工作、学习，顺其自然地生活。

五、神经衰弱

案例导入

张某，26岁，最近上班时总无精打采，无法集中注意力，影响工作，受到上级领导的批评。平时情绪低落，时常感到烦躁，并伴有焦虑、易怒等症状，看什么都不顺眼，情感脆弱，敏感多疑，怀疑别人瞧不起自己，自感头沉脑涨，浑身无力，肢体发麻、发抖，全身游走性疼痛，易疲劳，几乎不能正常工作。

神经衰弱是一种以脑和躯体功能衰弱为主要表现的神经症，其特征为精神容易兴奋和疲乏，常伴有紧张、烦恼、易激惹等情绪症状及肌肉紧张性疼痛、睡眠障碍等生理功能紊乱症状。这些症状不是继发于躯体或脑的疾病，也不是其他任何精神障碍的一部分。病前多有持久的情绪紧张和精神压力。

调节神经衰弱的方法有以下几种。

（1）让患者掌控自己的情绪，懂得合理宣泄。

（2）积极进行体育锻炼或课外活动，如打打球、跑跑步、去郊外旅游，这样能让患者心情愉快，身体强壮。

（3）树立信心，减轻心理负担。

（4）调整不合理的学习和工作方式，摆脱烦恼，缓解紧张状态，减轻精神压力。

（5）部分患者是由于生理神经的紊乱引发了神经衰弱，可合理安排作息时间，使身体得到良好的休息和修复，能有效地缓解神经衰弱的发生。

护理工作是体力劳动与脑力劳动相结合的工作，因护理服务的对象是人，这关系到患者的康复，护理人员工作时精神必须高度集中。这就要求护理人员要有健康的身体，充沛的精力，积极向上、乐观自信的生活态度，稳定的情绪，遇挫折不灰心的信心，能临危不惧，在困难和复杂的环境中能沉着应对，这样才能确保护理工作的顺利进行。

第三节　心身疾病的种类与调节

科技的快速发展、生活节奏的加快、生活压力的与日俱增，这些都给许多人带来了严重的心理负担，他们感到身心俱疲，甚至部分人被心身疾病所困扰着。

案例导入

李某，38 岁，某医院外科护理人员，近期李某所在科室住院患者较多，工作十分繁忙，其儿子又正值高考阶段。一天李某在当班期间与患者发生口角，遭到患者家属投诉，两天后李某口腔多处出现溃疡病变。

一、心身疾病概述

心身疾病也称为心理、生理疾病，是指心理社会因素在疾病发生、发展中起到重要作用，并以躯体症状为主要表现的一类疾病。主要特点包括：

（1）心理社会因素在疾病的发生与发展过程中起重要作用。

（2）表现为躯体症状，有器质性病理改变或已知的病理、生理过程。

（3）不属于躯体形式障碍。

二、心身疾病的致病因素

现代心身医学的研究认为，心身疾病是由多种因素引起的，各种因素之间又互有联系和影响。目前对其发病的理论主要有两大理论：心理动力学理论和心理生物学理论。

1. *心理动力学理论*

这一理论始终重视潜意识心理冲突在各种心身疾病发生中的作用。研究者认为未解决的潜意识的冲突是导致心身疾病的主要原因。目前认为，潜意识心理冲突是通过自主神经系统功能活动的变化，作用在相应的特殊器官和具有易患素质的患者上而致病的。心理动力学理论发病机制的不足夸大了潜意识的作用，把躯体疾病的许多症状都解释为潜意识中情绪反应的象征，影响了对其他病因的研究和全面治疗。

2. *心理生物学理论*

这一理论以情绪生理学和巴甫洛夫高级神经活动类型学说为基础。研究者认为情绪对一些躯体疾病的影响很大，对自主神经系统支配的某一器官和某一系统影响更为明显。此外，他们还探索了心理社会刺激引起的情绪是通过什么途径引起生理生化变化而致病的。

三、护理人员心身疾病产生的主要原因

护理人员因受到职业压力、角色转换不当及自身因素的影响，易引发心身疾病，降低工作效率及自身生活质量。

1. 职业压力

护理人员作为一种特殊的职业群体，在长期繁重的工作和环境中，如危重抢救、传染病的威胁、患者情绪、护患关系、长期不规律的三班制等，承受着巨大的精神和心理压力，有的已严重影响到身心健康和工作质量。

2. 角色转换不当

护理人员因受工作性质的影响，要扮演多个不同的角色，如贤妻良母、子女、助手、患者的朋友等。当角色转换不良时易造成人际关系冲突，增加心理压力，影响身心健康。

3. 自身因素

目前临床护理人员接受规范化、系统化的心理学基本知识这方面的培训严重不足，他们在工作中遇到挫折，不知道如何去进行有效的自我调节，长此以往，身心疲惫，继而影响身心健康。

四、常见的心身疾病范围

心身疾病分布于各个系统，其种类繁多，按照器官系统分类，主要有以下类别。

1. 心血管系统

高血压、心律失常、冠状动脉痉挛等。

2. 呼吸系统

哮喘、过度换气综合征、呃逆等。

3. 消化系统

消化性溃疡、幽门痉挛、过敏性结肠炎等。

4. 内分泌系统

甲亢、糖尿病、肥胖症等。

5. 皮肤系统

神经性皮炎、斑秃、湿疹、荨麻疹等。

6. 泌尿、生殖系统

遗尿症、月经失调、阳痿等。

7. 免疫系统

类风湿关节炎、系统性红斑狼疮等。

8. 肿瘤疾病

各种各样的肿瘤等。

五、常见心身疾病及调适

（一）原发性高血压

案例导入

王某，43岁，工作近23年，在单位组织的体检中，被诊断为高血压。在同事眼中王某是一个无论是在工作中还是在生活中都争强好胜、遇事容易激动的一个人。

1. 成因

原发性高血压是一种以血压升高为主要临床表现，病因尚未明确的疾病，占所有高血压患者的90%以上。有研究表明，原发性高血压与慢性应激生活事件相关，如长时间处于恶劣的工作环境中、人际关系不良等；存在有不良行为，如吸烟、饮酒、缺乏运动、长时间食用含钠多的食物等；人格因素也是诱发原发性高血压的原因之一，如A型人格特征者、高度敏感和多疑者等。

2. 调节方法

负性情绪及自我的个性特征是引发原发性高血压的重要原因。因此，要预防原发性高血压的发生，必须做到劳逸结合，规律作息，矫正不良的个性特征，维持心理内环境的相对稳定。

（1）改变不良认知。

不良情绪如压抑、愤怒、绝望、焦虑的产生往往与自我的认知模式有着直接的关系。我们可以尝试将这些情绪与事件本身连接起来，发现何种事件可以导致自我产生不良情绪，并努力寻求更好的认知模式进行替代。

（2）选择合适的心理疗法。

音乐、放松治疗是一个系统的干预过程，利用音乐结合放松训练，可使身心处于最佳状态，以达到降压的目的。

（3）健全自我人格。

原发性高血压患者之所以容易被负性情绪控制，也有部分原因是自己的个性问题。要从根本上解决原发性高血压，就要矫正不良的个性。

（二）冠心病

案例导入

胡某，男，27 岁，一天早上他在铺床时突然感觉胸口一阵疼痛，并出现心慌、一过性昏厥症状。彩超提示：冠心病，经治疗后恢复。胡某称他经常上夜班且夜班后不休息，经常与朋友聚会、抽烟、饮酒，当爱人试图说服他改变不良的生活习惯时，胡某很不以为然，认为自己年轻、耗得起，夫妻关系紧张。

1. 成因

冠心病是心血管系统中最常见的心身疾病，与生理、行为、心理、社会因素、个性因素密切相关。其中心理因素对冠心病的发生、发展有着重要的影响。不良情绪如愤怒、焦虑、烦躁、抑郁、紧张、惊恐、憎恨、悲伤、失望及过分激动等，均可导致冠状动脉痉挛、血压升高及心前区不适等。国际心脏病与血液病学会早在 1979 年就已确认 A 型性格是引起冠心病的因素之一。不良行为如吸烟、酗酒、缺少体育活动等，也被称为冠心病的危险因素。

2. 调节方法

（1）自我情绪管理。

采取适应性的情绪调节策略，通过适当的干预措施帮助自我调整好情绪；对已产生的不良情绪学会以合理的方式进行宣泄，可通过交谈、分散注意力、充分利用社会支持等方法，保持乐观、积极的情绪状态。

（2）改变生活和应对方式。

建立良好的、健康的生活方式，合理膳食，戒烟限酒，适量运动。当遇到困难、危机、挫折时，应多采用解决问题、寻求帮助的积极应对方式，避免采用自责、退避等消极应对方式。

（3）健全自我人格。

通过心理辅导，弥补个性缺陷。

（三）消化性溃疡

案例导入

刘某，女，40 岁，某科室护士长。10 年前上腹出现疼痛症状，疼痛并不很剧烈，每次疼痛时刘某口服几片铝碳酸镁，疼痛症状即可缓解。最近几周，由于未能如愿晋升，她心情很郁闷。为了职称的晋升，刘某经常熬夜加班，上腹又出现疼痛症状，且较以前加重。在家人的劝说下，刘某来消化科就诊，胃镜报告提示胃黏膜大面积溃疡病变。

1. 成因

消化性溃疡是一种发病率较高的慢性消化道疾病，主要发生于胃和十二指肠。导致消化性溃疡的因素除遗传因素、饮食习惯等外，还与患者的性格特征、认知评价、应对方式与社会支持密切相关。近年来越来越多的研究指出，精神心理因素也是引发消化性溃疡的原因。溃疡的形成主要是由酸性胃液对黏膜的消化作用引起的，心理因素往往会造成胃蛋白酶、胃酸增多。

2. 调节方法

近年来，已经有将心理治疗应用于消化性溃疡的案例，如认知疗法、行为疗法、松弛疗法、生物反馈疗法、心理支持疗法等。这些心理干预的目的是帮助患者消除心理、社会因素，改善情绪，建立有效的社会支持系统，从而增强疗效，减少复发率。

（1）纠正认知和行为。

纠正患者自我歪曲的态度、观念及体验，降低因负性生活事件所产生的焦虑、抑郁、愤怒的情绪反应。对于患者吸烟、酗酒等不良的行为，也可使用认知调整指导模式，帮助其纠正不良的行为。

（2）松弛疗法。

松弛疗法是指通过长期的、反复的肌肉松弛训练，形成条件反射性心身松弛反应，它具有良好的减压效果。通过呼吸放松、意念放松、身体放松，减少应激状态下生理及心理反应，可改善患者紧张焦虑的情绪，减轻消化性溃疡的疼痛。

（3）应对方式。

应对方式是个性特征的表现之一，影响着自我应激的评价。应用应对机制是为了摆脱精神紧张状态，通过调整自身的价值系统来改变自己对挫折的认知和情绪反应。良好的应对方式有利于身心健康的保持。

（4）社会支持。

社会支持是指在应激时能从家庭、朋友和同事等处获得物质和精神上的支持。特别是家庭成员的支持，对于维持良好的情绪体验，促进和改善心理健康可起到良好的作用；同时也可预防消化性溃疡的再次复发。

（四）糖尿病

案例导入

陈某，49 岁，自从三年前担任护理部主任以来，生活发生了巨大变化，案头上的文件越来越多，加班的时间越来越长，每天总有干不完的活。每天回家后，陈某累得倒头就睡，三年来体重增加了 15 千克。今年单位组织体检，经诊断为高血脂、脂肪肝、糖耐量减低，大夫说，这种状况若进一步发展下去，可导致糖尿病。

1. 成因

糖尿病已成为危害人类健康的慢性疾病之一，中国糖尿病患病率呈逐年攀升趋势。这可能是现代人饮食中脂肪含量大、运动减少、社会心理压力增大所致。目前该病因还不十分明确，除了遗传、肥胖等生理因素外，社会心理因素也对糖尿病的发生、发展起重要作用。一些临床研究发现，血糖增高与灾难性事件有关，特别是酸中毒或昏迷常被认为是情绪激发所致。流行病学调查，遭受生活事件的人群 1 型糖尿病的发病率高，2 型糖尿病则是由经受更多的灾难性生活事件引起的。内向、情绪不稳、依赖、幼稚、不安全感、优柔寡断等人群罹患糖尿病的风险偏高。

2. 调节方法

（1）有规律地饮食。

饮食要保证人体体重、工作及生活的需要。要注意食物搭配平衡和品种多样化。不暴饮暴食，饮食要有规律。总的原则是吃低脂、低糖、低盐、粗细粮搭配和高纤维素的食物。

（2）坚持有氧运动。

适当做有氧运动，有利于控制体重、血糖、血脂、血压，改善人的情绪，转移焦虑、抑郁情绪。

（3）纠正认知，宣泄情绪。

面对压力与挫折，人会产生负性情绪，负性情绪对人的身心会造成极大的伤害。要采取合理宣泄的方式释放情绪。因此，要在重新调整对挫折的认识的同时，采取倾诉、转移、记日记等方法宣泄不良的情绪。

（4）保障充足的睡眠。

睡眠少是引发2型糖尿病的重要因素之一。人体内肾上腺皮质激素和生长激素都是在夜间睡眠时才分泌。肾上腺皮质激素和生长激素与胰岛素分泌及脏器的修复密切相关，因此每天要保证有足够的睡眠。

（五）癌症

1. 成因

致癌的因素十分复杂，精神因素在癌症的发生和发展上起着重要作用。现代医学发现，癌症好发于一些受到挫折后，长期处于精神压抑、焦虑、沮丧、苦闷、恐惧、悲哀等情绪紧张的人。精神心理因素并不能直接致癌，但它往往以一种慢性的持续性的刺激来影响和降低肌体的免疫力，增加癌症的发生率，一般C型性格的人容易罹患癌症。

2. 调节方法

（1）培养健全的人格。

对于有明显心理缺陷的人，如易怒、抑郁、孤独的人，应及时通过心理健康指导，弥补其个性缺陷。

（2）纠正不良行为。

对吸烟、酗酒、作息不规律、缺少运动等不良的生活习惯，需要及时加以纠正，以养成良好的生活习惯。

（3）提高应对技巧与应激处理水平。

加强个体对应对技巧的认识，通过心理上的良性循环来提高自身免疫力。

应激处理时要注意以下两点：① 学会如何认识应激，辨明应激和对应激的反应；② 能实际处理应激，如通过解决问题的方式矫正应激源或者消除应激源等。

（4）改善不良情绪，合理宣泄。

长期的不良情绪，不仅影响人际关系和工作效率，而且会影响身心健康。可把注意力从引起不良情绪的事情转移到其他事情上，使自己从消极情绪中解脱出来。或在适当的场合，用适当的方式，来排解不良的情绪。

（5）建立良好的社会支持。

积极参加社会活动，如与朋友聚会、参与家庭活动等，获得朋友、家人的关心和支持。

第五章

护理人员婚恋家庭的心理问题与调节

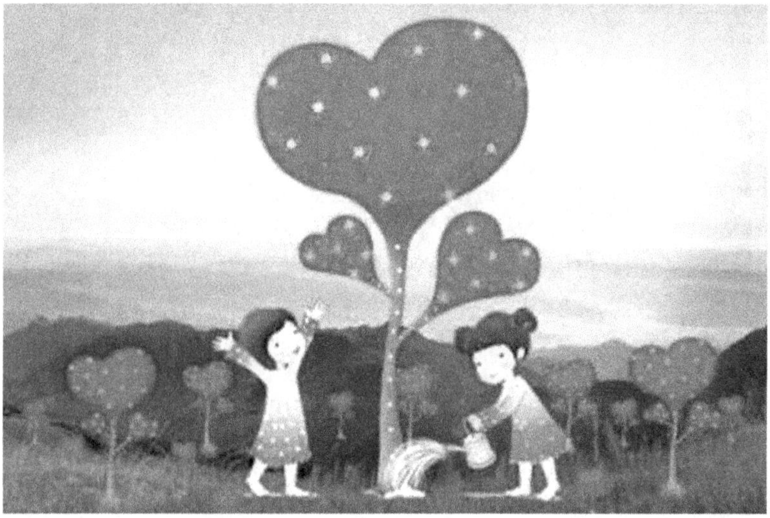

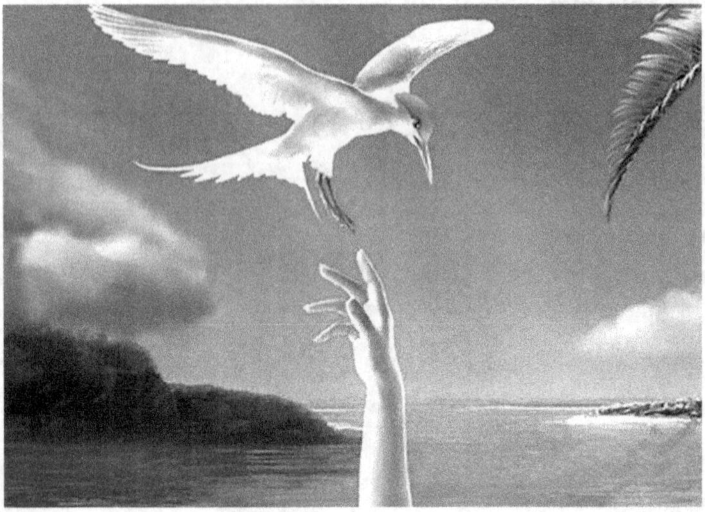

第一节 护理人员的恋爱情感问题与调节

一、爱情的识别与把握

案例导入

护理人员小悦从事临床工作6年，这几天情绪非常低落。护士长发现后，找她谈心，得知和她异地相恋6年的男朋友提出了分手，她说："这么多年来，我心里只有他，每天早晚都要联系，若一天不打电话，就觉得失去了什么。为什么他还要和我分手？他是不是太没有良心了？我的青春都奉献了给他，若没有他，我今后生活还有什么意义……"小悦哭得稀里哗啦……

小悦的经历折射了很多女孩的故事，女孩该如何识别爱情，如何来把握爱情呢？

这个世界，最难以理解的莫过于爱情。它没有专门的章法，我们只能顺着感觉慢慢摸索。没有谁的爱情是绝对成功的，也没有谁的爱情是绝对失败的。小说《简·爱》中的男主人公罗切斯特说："对于总是以容貌来取悦我的女人，在我发现她们既没有灵魂又没有良心，在她们让我看到平庸、浅薄或许还有低能、粗俗和暴躁的时候，我完全是个恶魔；而对于明亮的眼睛、雄辩的舌头、火一样的灵魂和既驯服又坚定的能屈而不能折的性格，我却永远是温柔和忠实的。"

女作家张爱玲的爱情观是很开放的。这和她不羁的性格有很大的关系。

张爱玲有一颗自由的心，所以她总能坚持自己的主见。用她和胡兰成的那段感情来做例子，就是最好不过的题材。有人说，像胡兰成那样的人，不值得张爱玲用挑战整个世俗的风险去爱他。当然，张爱玲和胡兰成的爱情至今仍是个褒贬不一的话题。也许站在很多人的角度，他们依然无法赞成这样的爱情。这里我们只是选取张爱玲坚持所爱的观点。比如你爱上了一贫如洗的他，可是他有一颗积极向上的心，你可以肯定如果凭借你们一样努力的信念，就可以突破物质的界限，那么你就应该坚持。

张爱玲爱胡兰成爱得轰轰烈烈，却鲜有人知道她的离开同样决绝。很多人的爱情总是黏黏糊糊的。他们觉得，既然彼此爱着，为什么要因为一些奇怪的因素而放手，尽管勉强地绑在一起，已经让彼此伤痕累累，却依然不愿意决绝转身。当张爱玲了解自己和胡兰成终究走不到一起时，她不会像别人那样做作地一边说着再见，一边还留恋着对方的怀抱，她只是一个转身，再不回头，就算胡兰成给她写了再多的信，说再多挽留的话，也毫不动摇。

虽然护理人员小悦在失恋的那段时间非常痛苦，但值得庆幸的是，这次失恋让护理人员小悦看清了自己的弱处，经过一段时间的反省，小悦觉得自己是一个乏善可陈的人：永远穿着中规中矩的套装，永远梳着“一丝不苟”的发型，永远说着教条式的话语……在朋友的帮助下，她终于想通了，主动约朋友到大自然中去，一起去体验大自然的美丽和神奇。她一改往日中规中矩的服装，穿上了五彩斑斓的衣服，从内到外给自己一个全新的包装。大家都说，失恋后的小悦与以前的她判若两人。

爱情，就是在它绽放的时候坚持自我，在它逝去的时候放弃自我。这个时候，不管还有没有爱，都该决绝地放手。如果一个人能感性地爱、理性地放手，那么她就已经是一个懂得爱和懂得放手的人了。

要想拿捏爱情，一定要掌握以下四点原则。

1. 懂得以退为进

“示弱”不是让自己失去自我，对恋人言听计从，完全寄篱于恋人的眼色下生活，而是要轻松自如地掌握自己的爱情，在点滴的感悟中得到更加实惠的幸福。如果总是得理不饶人，抓住一点点小事紧咬不放，时间一长，恋人的心就会被越推越远。

2. 留有余地地去爱

即使是最亲密的关系，也要建立在一般的人际关系准则之上，彼此尊重，相互给予，留有余地，爱是能量交换，不是予取予求。会谈恋爱的人，就是要让对方对你始终有好奇心。案例中小悦的男友就是觉得这么多年被小悦控制得没有一点属于自己的时间和空间，感觉非常压抑，才提出分手的。

3. 丰富自己的业余生活

要做到知情知趣，在日常生活中寻找各自属于自己的休闲方式，听听音乐，和朋友一起旅行，做义工，参加社区活动等，这样，你的爱人觉得跟你在一起业余生活丰富多彩，你也不会在他/她离开时空虚，毫无寄托。

4. 学会“耍小心机”

这里的“耍小心机”是指无伤大雅的、不伤害他人的事情。比如学会撒娇、欲擒故纵，或准备一两次只属于你们两人的浪漫约会。案例中小悦这么多年来只知道不间断地给男友打电话或发信息，乏善可陈，最终失去了男朋友。

爱情既复杂又简单，要让爱情简单，最好的方法就是选准适合的对象。一个真正值得你去爱也懂得爱你的人，自然会让爱情变得简单。你不用猜测他的心意，也不用担心他的行踪，更不必害怕有意无意间的龃龉，不用怀疑他做任何事情的动机。即使出现牵挂，也不会变成纠缠；有许多思念，却不会产生伤感。简单的爱情，像质量极高的化妆品，给你养分和舒适，不会让你感到麻烦；给你美丽和清爽，不会招人诟病。

一位在各方面都堪称出众的护理人员小燕和一位在各方面都似乎略逊一筹的男生开始恋爱了，不少人都觉得他们只不过是在游戏人生。可是一年后，他们竟然举行了婚礼。婚后的小燕幸福美满，有人好奇地打听：“究竟是什么让你嫁了这样一个在别人看来并不合适的男人。”她不假思索地回答说：“因为他能逗我开心。”

一个“能逗自己开心”的标准，颠覆了传统的爱情观，它较之金钱、地位、荣誉等一切，可谓简单得不能再简单。恰恰是这简单的条件，构成了爱情的基石，也筑牢了女人幸福的堡垒。

二、把握爱情进程的方法

案例导入

护理人员小美从事临床工作5年，某一天下班后带着一幅郁郁寡欢的神情径直走到护士长办公室，护士长仔细询问后，她说："护士长，我怀孕了，一直没有敢告诉你，准备下个月举办婚礼。"护士长很吃惊，得知小美和男朋友刚刚认识不到半年的时间。护士长问小美："你爱他吗?"小美沉默了一会才回答："我们之间没有那么热烈的爱，前段时间因为矛盾还准备分手的，这不有孩子了，才……"

在物欲横流的今天，小美的故事每天都会上演，我们不知道该如何把握一段感情，什么时候牵手合适，什么时候该谈婚论嫁。有人说："爱情不像在花园里采花那样享受，而像自己在辛勤地开辟一个花园，培育美丽的花朵。"爱情的产生、存在和发展有一定的规律性，如果在恋爱的过程中，正确把握这个规律，那么无疑能够增加婚姻的成功率。那爱情究竟有怎样的规律呢?

1. 好感阶段

两个人相遇、相识、相知，绝对是以好感为基础的。两个相看生厌的人是不可能走到一起的。两个人相互吸引，绝对是对方的某些闪光点或者独特的人格魅力打动、征服了自己。借由这种吸引，才想要进一步深入了解对方。

2. 自我展示阶段

被吸引、有好感是双方相处的前提，两个人在一起相处，要感觉不拘束，很舒服、自在。在聊天的过程中，可更进一步了解彼此的个性、思想观念、兴趣爱好。当发现对方和自己有很多的相似之处或共同点时，两人就会越走越近，就感觉像找到了和自己同频的人。能有这样一个可以亲近的人，敞开心扉，畅所欲言，诉说心理感受，无疑是需要获得更多的情感支持的。

3. 相互依存阶段

在快节奏的现代社会中，能够找到一个知己不容易。在现实生活中，可以亲近和倾诉的对象较少，除非两人的关系绝对“铁”。一旦有这样的对象，就会在感情和心理上产生一种依存感，希望对方能理解自己、关心自己、鼓励自己。双方越相互信任，相互依存的感觉就越强烈。

4. 需求满足阶段

在恋爱过程中，两个人都知晓对方的需求，并竭尽自己的能力去满足对方的需求。在这个过程中，双方进一步默契、信任、依恋，建立更深厚的亲密关系。

恋爱是一个循序渐进的过程，在正常情况下，如果你依照这样一个步骤走过来，等到一切成熟时，结婚也就是水到渠成的事情。现实生活中很多恋爱中的男女并不是审慎而严肃地按照感情规律发展的。有些人迫不及待地想从第一步跳到最后一步或者刚走到第一步就以为已经完成了最后一步，就觉得大功告成了，草率结婚。婚前未经充分恋爱的夫妻，必然缺乏牢固的爱情基础。他们单纯地只是想让恋爱的快乐达到极致，却从未认真思考婚姻家庭的责任和义务。婚后若不及时处理好这些问题，婚姻生活必然磕磕绊绊，甚至最终导致离婚。

很多人选择恋爱对象时还存在“后面还有更好的”心理。

古希腊哲学大师苏格拉底的三个弟子曾经求教于他们的老师，怎样才能给自己找到理想的伴侣。苏格拉底没有直接回答，而是让他们走麦田埂，只许前进，并且只给一次机会选摘一支最好最大的穗。第一个弟子走了几步就看见一支又大又漂亮的麦穗，高兴地摘下来。当他继续前进时，他发现前面有许多麦穗比他摘的那支大，只得遗憾地走完了全程。第二个弟子吸取了第一个弟子的教训，每当他要摘时，总是提醒自己，后面还有更多更好的。当他快到终点时才发现机会全错过了，结果一支也没有摘到。第三个弟子吸取了前两位的教训，当他走到前三分之一时，分出大、中、小三类，再走中间三分之一时验证是否正确，等到他走最后三分之一时，他选择了属于大类中的一支美丽的麦穗。虽说这不一定是麦田里所有麦穗中最大最美的那一支，但他满意地走完了全程。

在日常生活中，几乎每个人选择恋爱对象的心理都不相同，且不是单一的心理类型，往往多种心理状态交织，只不过有的时候比较倾向于某种心理状态。

爱情最忌讳急于求成。有些人希望立刻和对方坠入爱河。具有这样的心态往往会带来两大害处：第一，你这副猴急的模样会吓坏对方，导致对方不想和你有所发展；第二，你们之间了解并不深，如果贸然在一起，给今后的婚姻生活会留下巨大隐患。

双方确定恋爱关系后，让爱打开心扉，自由地流淌，让对方看得见、听得到、感受得到。不管多忙，都不要忘记给爱人打个电话；不管多累，都要在回家之后给爱人一个拥抱；不管生活中有多少烦恼，都应该给爱人一个微笑……心中有爱，我们就应该大声地表达出来、用行动展示出来。

第二节　护理人员家庭的心理问题与调节

一、婚姻与家庭的本质和功能

案例导入

“护护恋”——大女人与小丈夫的幸福

“老婆大人，今天很忙，我迟点回家，你们不用等我。”“老婆大人，忙不忙，一起吃饭?”“老婆大人，好久没有一起去看电影了，约个时间啊。”……在护理人员小凡的手机上，全是丈夫小陈的“骚扰”信息，让她既无奈又甜蜜。“我比他大 1 岁多，他是我徒弟的朋友，我们也算半个‘师徒恋’。”小凡笑着说。丈夫小陈是一名男护理人员，说起怎么认识妻子小凡时，健谈的他有些害羞。“小凡比我早入职 1 年，刚进来的时候都是老护理人员带新护理人员，我的一个朋友就在小凡的门下。”小陈说，“第一次认识小凡，是被挂在墙上小凡的工作照‘迷住’，觉得这个女孩很有眼缘，就从朋友那里打探，没想到小凡竟是朋友的‘师父’。”自此，小凡的夜班不再寂寞，总有两个“活宝”跟在身后。搬氧气瓶、修电视、买夜宵……“他性格像个孩子，又比我小一些，刚开始我还是有点抗拒。”小凡直言，真正让她确定下来的是小陈的坚持和对工作格外认真的态度。“他被定科在 120 急诊，任务重、工作时间长，但他从未抱怨过。平时在学习专业知识时也格外认真，他给我的感觉是这个男同胞很靠得住。”如今，小凡和小陈已经结婚 5 年，两人的孩子也已经 2 岁多了，在谈到工作时两人都直言：“职业的满足感让我们一直坚持在岗位上，我们能相互理解。”

（一）婚姻的本质

婚姻是男女结成夫妻关系的行为，是家庭成立的基础和标志。婚姻关系的本质在于它的社会性，即婚姻是按照一定的法律、伦理和习俗规定而建立的。夫妻关系是一种特定的人际关系和社会关系。

民国浪漫诗人徐志摩的第一段婚姻对象是门当户对的张幼仪，当时的张家是书香门第，徐家也是富商巨贾，在社会关系上两家自然是相匹配的，他们的婚姻得到了诸多祝福。而他的第二段婚姻对象是朋友的妻子陆小曼，两人初相遇时徐志摩已离婚，而陆小曼还是年轻军官的妻子，在陆小曼还没有离婚时徐志摩就已经公开对陆小曼展开追求，最终陆小曼离婚，嫁给了徐志摩，这一段婚姻得到的是大部分人的鄙夷甚至指责。可见婚姻关系有社会性，需要符合法律、伦理。

婚姻是男女两性对抗生老病死的互助组织。婚姻的本质同时也是以“爱”为基础的经济行为，对双方的家庭资源进行资产配置和整合，以期达到经济效益最大化。婚姻具有约束力，《中华人民共和国婚姻法》规定：夫妻双方应互相忠诚，互相尊重。夫妻相互忠诚，不背叛爱情，不仅是道德层面的要求，也是法定义务。对婚姻不忠实，它不仅破坏了夫妻之间的感情，拆散了完整的家庭，也败坏了社会风气，是法律所禁止的行为。婚姻不仅是双方在法律、经济、生理等方面的合二为一，也是两个“自我”的结合。

（二）家庭的定义

家庭作为一个群体，是社会的细胞，是社会生活的基本单位。家庭是由婚姻关系、血缘关系及收养关系构成的。其主要有如下特点。

（1）以婚姻和血缘关系为纽带。以婚姻关系为纽带的人与人之间的关系是姻亲；以血缘关系为纽带的人与人之间的关系是血亲（以收养关系为纽带的则称准血亲）。传统社会中，血亲重于姻亲，这是由于传统社会注重传宗接代；现代社会注重婚姻质量，姻亲日渐显得重要。

（2）家庭是一种初级社会群体，其成员之间有较多的面对面的交往，有直接的互动与合作。

（3）与其他社会关系比较，家庭关系最为密切、深刻。它包括性、生育、赡养、生活、事业、经济、政治、伦理道德、教育等方面的关系。

（三）家庭的功能

家庭的结构要素包括：家庭成员的数量、代际层次、夫妻数量。夫妻是家庭的核心，家庭中有几对夫妻，就有几个核心。核心越多，家庭越不稳定。家庭的具体功能包括以下几点。

1．经济功能

经济功能是家庭功能的重要基础，包括家庭的各种经济活动，如生产、分配、交换、消费、理财等。家庭的经济职能由家庭生产职能和家庭消费职能两部分构成。家庭生产职能表现家庭具有在一定条件下组织生产、经营的作用。家庭消费职能表现家庭在任何条件下所具有的得以维持生存所必需的消费职能。婚姻家庭的经济职能在不同的历史时期，受不同生产方式的影响，会有不同的表现。在我国，婚姻家庭的经济职能主要表现为消费职能，而且一直占据主导地位。从中华人民共和国成立至改革开放前这段时期，消费职能表现得非常突出。改革开放之后，特别是我国实行市场经济以后，经济成分的多元化以及经营方式的多样化，使得目前我国婚姻家庭的经济职能呈复合状态。在城市，绝大多数家庭的经济职能以消费职能为主，其生产职能基本消退。家庭成员主要通过参加社会化劳动而谋生，家庭主要起着消费职能的作用。但也有不少城市家庭如个体工商户、个人合伙组织、医护人员等，则具有生产和消费的双重职能。在农村，由于实行农村联产承包责任制，农民的家庭生产职能得以恢复，家庭从过去单纯的只具有消费职能的组织转化为具有生产和消费双重职能的经济组织。家庭生产职能的恢复，说明家庭作为社会生产经营的经济单位，在现代社会中有其合理性及必要性。

2. 性的功能

性生活是维系家庭中婚姻关系的生物学基础。性生活与生育等行为密切相关，社会依据法律与道德，使之规范化，使家庭成为满足两性生活需求的基本单位。

3. 生育功能

生育功能是指在家庭中夫妻通过两性结合繁殖下一代的行为过程。家庭是人类繁衍的基本单位，生育历来就是家庭的基本功能。家庭的生育功能首先以男女两性的生理结构为基础，受到各种生理因素的影响和制约。基于生理基础的自然选择效果，早在远古时代人们就有所认识。例如，排除血缘亲属间的婚配，能创造出体质和智力都更强健的人种。此外，生育力、初婚年龄、初育年龄、哺乳期及性欲等生理因素对家庭生育都存在着直接影响。对家庭生育有着决定性影响的是社会经济因素，包括夫妻所从事的职业、收入水平和家庭经济状况、住房、文化教育水平、生育政策、社会各种制度。除了生理因素和社会经济因素外，家庭生育还与由人的心理活动所表现出来的价值观、伦理道德观密切相关。这些心理因素往往通过生育观，包括生育目的、性别偏好、理想子女数、生育态度和方式等表现出来。这些社会心理因素对家庭生育也有着重要的影响。

4. 抚养与赡养功能

抚养与赡养功能具体表现为家庭代际关系中双向的义务和责任。抚养是上一代对下一代的抚育、培养；赡养是下一代对上一代的供养、帮助。抚养职能是家庭的基本职能，养老育幼，扶助缺乏劳动能力、又无生活来源的家庭成员，是我国家庭的传统职能，也是我国优良的传统。《中华人民共和国婚姻法》第二十一条规定，父母对子女有抚养教育的义务，子女对父母有赡养扶助的义务等。婚姻家庭在保障家庭成员基本利益方面所起的作用是其他组织所不能取代的。我国历来有尊老爱幼，特别是孝敬老人的优良传统。婚姻家庭所具有的这一优良传统赋予了我国婚姻家庭对家庭成员利益的保障职能。

5. 教育功能

教育功能包括父母对子女的教育以及家庭成员之间的互相教育，其中前者最为重要，家庭教育对孩子的性格养成等尤为重要。

家庭是社会的细胞，是人生的第一所学校，家长是孩子的第一任教师，家庭教育是立德树人的第一个环节。若家庭教育到位，有利于家庭成员形成正确的世界观、人生观和教育观。若家庭教育不到位，不仅会抵消学校教育的效果，还会给孩子的发展造成一定的消极影响。不论时代发生多大变化，不论生活格局发生多大变化，我们都要注重家庭，注重家教，注重家风，发扬传统家庭美德，促进家庭和睦，促进下一代健康成长。

6. 感情交流功能

感情交流是家庭精神生活的一部分，是影响家庭幸福的重要因素。《家有儿女》是每个人都记忆犹新的一部家庭喜剧，生活中的小故事都是家庭成员之间情感交流的过程，这样的家庭非常和睦。

7. 休闲与娱乐功能

家庭是人栖息的地方，休闲与娱乐是人的生理和精神要求。随着家庭生活水平的提高，休闲与娱乐从单一型向多元型发展。人们在家中可运用电视机、电脑以及新媒体等学习知识，了解国内外实时信息，不断充实自己，提高自己的文化、艺术、技术、理论等方面的素质和精神素养。丰富多彩的休闲与娱乐活动，有利于密切家庭成员之间的关系。

（四）在职护理人员婚姻满意度及相关影响因素

众多研究表明，婚姻幸福度受多维因素的影响，它包括个体因素、婚际因素及外界因素。婚姻质量的好坏直接或间接地影响社会和家庭的稳定，影响着婚姻个体的身心健康，也影响着下一代的成长。因此，研究婚姻质量，特别是研究护理人员的婚姻质量，不仅有利于护理人员的身心健康，也关系到护理事业能否顺利发展。护理人员在长期的临床工作中形成了独立、有主见的风格，在处理家庭事务上有自己的见解。他们过于追求角色平等，经济独立，有较强的自我意识，对事业有较高的期望值，他们对婚姻满意度的理解更深刻。据有关统计，护理人员的婚姻满意度受解决冲突的方式、子女、夫妻交流、性生活、与亲友关系、角色平等性等因素的影响。

二、家庭沟通与夫妻关系的调适

“所有幸福的家庭都十分相似，而每个不幸的家庭各有各自的不幸。”如托尔斯泰所言，幸福家庭的相似之处必然是有良好的沟通。沟通是人与人之间、人与群体之间思想与感情的传递和反馈的过程，一个家庭想要避免矛盾，增进感情，沟通是必不可少的。

男女在组建家庭的时候都希望小家庭能够幸福和睦，日子过得和和美美。美好的生活是需要用心经营的，仅凭爱情去维持一个家庭是远远不够的。建立家庭之后不同阶段有不同的烦恼与困惑，爱情会被无数的家庭琐事所磨灭，所以我们要理智地处理家庭问题，要有经营家庭的理念。我们该如何去经营家庭呢？

第一，要学会给对方留有余地。给对方留有余地，再激烈的冲突都能够及时化解。夫妻相处，最怕的就是两人之间没有空间、没有余地，时间长了，双方就会感到窒息。当两人争执不下时，应立刻停止争执，避免双方说出冲动的伤害感情的话来。当遇到解决不了的问题时，可先暂时放下，两人出去玩一玩，享受一顿美餐，心情好了，很多矛盾都化解了。下面这则小故事可以给我们很多启示。从前有一佛门弟子，做事非常认真，日夜参禅，但收效甚微。一天，他去请教师傅，师傅听后，给他一个葫芦、一把盐，说：“你把葫芦装满水，再把盐放进去，让盐很快地融化。”弟子立即照办。过了一会儿，他又来找师傅，说：“师傅，水太满了，摇不动啊。想用筷子进去搅，可葫芦口又太小了，筷子伸不进去。盐都沉到葫芦底了，盐不能很快融化啊！”师傅听后笑着说：“那不好办嘛，你先把葫芦里的水倒掉一些，然后再用力摇一摇，看看效果如何？”徒弟立即按照师傅说的去做了。果不其然，葫芦里的盐很快融化了，清水变咸水了。徒弟终于悟出了其中的“真谛”。

这个故事告诉我们，为人做事，认真是重要的，也是必需的；但仅有认真是不够的，留有一定的“余地”则是必不可少的。因为在我们的生活中，我们所面临的人和事，往往是纷繁复杂、千变万化的，需要我们给人和事留有足够的空间或者余地，这样做，可以促进或者加快事物向既定的目标发展。就像上面故事中的那种情况，佛门弟子把水装满，就等于把事物活动的空间堵死了，没有了余地，这样做，不但不利于事物的发展，反而会阻碍事物的发展进程。因此，我们在处理很多事情的时候，最好能给处理事情的人留下一个适当的空间，给他一个回旋的余地。

第二，适当地装糊涂。适当地装糊涂并非不讲原则，有的时候对一件事情的判断模糊一点没有什么坏处。事事不必那么较真，要学会包容和谦让。在婚姻之中容易伤害对方感情的表情是鄙夷、不屑和冷漠这三种表情，有时候它们远比痛斥、怒视和愤怒带给对方的伤害更大。

会装“糊涂”的女人，才是真聪明。于丹就是这样一个“糊涂”的女人。看过《百家讲坛》的人，都会被她的博闻强记、学富五车所惊艳。从她对《论语》和《庄子》的解读，可以看出她对人文伦理、人情世故了然于心。有一次她接受采访，主持人问她：“你这么聪明，哪个男人能配得上你呢？”于丹先是一愣，回过神之后哈哈一笑：“这很简单啊，因为我从不把脑子带回家。”于丹的聪明机智，是众所周知的，但生活里的她经常犯“糊涂”。自从有了女儿后，她只知道陪女儿疯玩，言传身教的事情统统交给了老公和婆婆。而且她做家务活不在行，笨手笨脚，经常向老公求助。虽然老公总笑她“傻”，但这么多年来，他们依旧恩爱如初。有一种智慧叫作“大智若愚”，于丹就是具有这种智慧的人。她深知简单、松弛有道的生活才是获得幸福的源泉。她不愿意纠结在一些细枝末节上，而是选择糊糊涂涂的“不带脑子回家”，懂得示弱，让老公更有成就感，这样就能远离很多烦恼，让生活变得更加简单、纯粹。其实不涉及原则性的问题，无伤大雅的装糊涂，也是夫妻之间的一种情趣。这种情绪不仅能让生活过得和和美美，更能让两个人举案齐眉。也许这就是于丹多年幸福婚姻的秘籍吧！只有自以为聪明的女人，才会想要将所有事情紧紧攥在自己手里，才会想打破砂锅问到底，甚至猜疑对方。若因为老公说错一句话，或者犯了个小错、撒了个小谎，就不依不饶，死磕着不放，这样双方都会感觉很累。时间一长，彼此都会受不了，以至于两人之间的缝隙越来越大，到最后怎么都无法补救。如果在婚姻中，女人能够像于丹一样，“糊糊涂涂，不带脑子”，或许就会拥有更多的精力和时间，好好享受人生，获得更多的幸福。

第三，给对方足够的信任。女人最渴望的是被爱，最忌讳的是男人感情上的背叛。两个人结婚了，就得互相信任，尤其是妻子得信任丈夫，如果发现丈夫和异性交往，不要马上就醋意大发，要相信丈夫，他和异性交往不一定意味着背叛，没有必要斤斤计较，否则会适得其反，把对方逼走。信任是经营婚姻中最需要的一种能力，而这种能力是需要培养和锻炼的。如果妻子具备了这种能力，而且被丈夫感受到，那他在以后的日子里，万一遇到感情上的困扰，丈夫就会立刻想到妻子的信任，自觉地约束自己，对妻子的爱就会不断地增加，丈夫也会对得起妻子这份信任。同样的，丈夫也要足够地相信妻子。下面的这则故事就是丈夫对妻子缺乏足够的信任所引发的家庭矛盾。

大勇出差在外，某天突然回家，在门口听到有男人打呼噜的声音。大勇默默地走开，发了个短信给老婆：“离婚吧！”然后扔掉手机卡，远走他乡。三年后他们在一个城市再次相遇，妻子问：“你为何不辞而别?”大勇说了当时的情况，妻子转身离去，淡淡地说：“那是瑞星的小狮子在打呼噜。”夫妻之间最不可缺少的是信任，即使看到了或者听到了什么，至少也要给对方一个解释的机会，因为哪怕是耳闻目睹的东西，也可能另有隐情，不能凭一时激情和冲动做出后悔的事情。

第四，双方学会包容。夫妻双方都是独立的个体，有着不同的成长经历，看待事物的方式、方法会有所不同，必然会产生各种各样的矛盾。遇到矛盾时最好多商量，以避免风险，减少损失，应注意“大事不糊涂，小事不计较”。对一些原则问题，要讲究方式、方法；对非原则问题，要学会包容，让对方有“同呼吸、共命运”的感觉。包容的背后是爱护和尊重，包容蕴含着爱心和诚意。包容是一种博大的胸怀，它可让我们放下烦恼，忘记忧愁，让人和人之间更近一步，让心和心之间更深一层。一位老妈妈在她50周年金婚纪念日那天，向来宾道出了她保持婚姻幸福的秘诀。她说：“从我结婚那天起，我就准备列出丈夫的10条缺点，为了我们婚姻的幸福，我向自己承诺，每当他犯了这10条错误中的任何一条的时候，我都愿意原谅他。”有人问，那10条缺点到底是什么呢？她回答说：“老实告诉你们吧，50年来，我始终没有把这10条缺点具体地列出来。每当我丈夫做错了事，让我气得直跳脚的时候，我马上提醒自己：算他运气好吧，他犯的是我可以原谅的那10条错误当中的一个。”在婚姻的漫漫旅程中，不会总是艳阳高照、鲜花盛开，总有夏暑冬寒、风霜雪雨。面对生活中的一些小矛盾，如果能像那位老妈妈一样学会宽容和忍让，你就会发现，幸福其实就在你的身边。

第五，学会尊重。夫妻和谐相处的前提是互相尊重。尊重是爱情存在的基础。恋人间没有相互尊重，就不可能拥有真正的爱情；夫妻间没有相互尊重，也就无法建立幸福美满的家庭。相互尊重是幸福婚姻中不能忽视也不可忽视的因素，要让家庭幸福、婚姻美满，夫妻之间必须学会相互尊重，任何一方不能气势凌人，更不能轻视对方。只有当你以一种平等的姿态看待爱人，把自己和爱人摆在同等的位置上，不轻视、不压迫、不伤害、不利用爱人时，你才给了对方基本的尊重。下列这则由饮食文化差异引起的很小的矛盾，就是由于双方未互相尊重，导致全家彻底撕破脸面，闹得鸡飞狗跳。

一位回族姑娘嫁给了汉族小伙，这份跨民族的婚姻难能可贵、受人祝福。姑娘很快有了身孕，可喜可贺。小伙母亲出于好心，前来照顾儿媳，婆媳之间却经常因为双方的饮食差异闹得很不愉快。回族姑娘因为民族和宗教的风俗习惯，从小不吃猪肉，但小伙的母亲却无法理解这一点。婆婆每天给儿媳做好了丰盛的菜肴，儿媳只吃其中的素菜。婆婆觉得儿媳妇应该多吃肉，加强营养，主动给她夹菜。姑娘不好意思直接拒绝，默默地把猪肉都挑了出来。婆婆认为儿媳嫌弃她，不尊重她的劳动成果，内心渐渐积攒了很多怨气。即使儿子向母亲说明了妻子风俗习惯的差异，让母亲多做些牛肉、羊肉等其他荤菜，母亲还是坚持认为："我都吃了一辈子猪肉，也没见怎样。羊肉太补了，容易动胎气。我抛下家里那一摊子事来照顾她，她怎么也得给我个面子，好好吃饭啊。"姑娘也有自己的委屈："我都告诉她了我不吃猪肉，她现在还继续这样，是存心恶心我吗？我怀着你们家的孩子，连这点要求都满足不了，你说我容易吗？"双方都很占理，不肯退让，小伙无计可施。矛盾逐渐升级，婆媳爆发了很激烈的争吵，婆婆一气之下回了老家。事发之后，小伙觉得妻子不尊重母亲，要求妻子给母亲道歉。妻子觉得小孩还未出生，丈夫就完全站在婆婆的立场指责她，根本没有体会她的感受，不尊重她，顿时感觉婚姻失去了继续下去的意义。双方最初的矛盾只是由于饮食习惯的差异引起的，一旦上升到尊重的层面，问题就变得严重多了。

人生一世，最重要的是要有个好伴侣。妻子是丈夫生命中的最后一个观众，丈夫是妻子人生中的最后一张存折。所谓"最后一个观众"，是指一个男人的一生不管怎样度过，真正看到你人生谢幕那一刻的不是别人，而是你的妻子；所谓"最后一张存折"，指的是一个女性步入老年之后，尽管可以五世同堂，儿孙绕膝，但真正能够无怨无悔奉陪你到生命最后一刻的不是别人，而是你的丈夫。人的一生，最大的成功，莫过于婚姻的成功；最大的幸福，莫过于家庭的幸福；最伟大的亲情，莫过于夫妻之情；最重要的沟通，莫过于夫妻间的沟通。

三、婚恋中的心理挫折与情感危机的调适

据有关方面数据统计显示，2018 年全国结婚率为 7.2‰，创下 2013 年以来的最低。同时，2018 年全国离婚率高达 38%。这一惊人的数据，令社会学家惊叹："中国家庭在飞速崩溃，中国婚姻在火速终结。"现代社会飞速发展，诸多因素导致人们结婚率逐年下降，离婚率持续上升。

近几年，随着社会的发展和人类的进步，人们对医疗护理提出了越来越高的要求。护理人员的护理水平如何、精神状态怎样，将直接影响病人的康

复效果。面对当前社会上的种种压力，很多护理人员经常白班、小夜班、大夜班三班倒，生活节律被打乱，与此同时，还要承担家务和抚育子女的重任，如果平时与家人不能有良好的沟通，得不到家人的理解和支持，若双方关系处理不当，会导致婚恋中心理挫折不断，甚至走向离婚的道路。因此，正确面对婚恋中的心理挫折，加强情感危机的调适，促进护理人员的身心健康，显得尤为重要。

心理挫折是指个体在从事有目的的活动过程中遇到障碍和干扰，致使个人动机不能实现、需要不能满足时的情绪状态。造成心理挫折的原因主要有两方面：① 客观原因，如身体状况、时空条件、社会环境等，这些因素有可能妨碍个人动机的实现，导致心理挫折。② 主观原因，如对目标的理解与估价的程度、对情绪的控制能力等，这些因素会影响心理挫折产生的速度和强度。

情感危机是婚恋挫折中最严重的不良心理反应。情感危机是指当事人由于感情上遭受到突然的打击，而产生的极度悲伤、恐惧、紧张、忧郁、焦躁等不良情绪体验。情感危机会使人心理上受到严重危害，而无法控制自己的思想、情感、态度与行为，精神濒临崩溃边缘，影响到正常的生活和工作，且极易导致自杀、报复伤人等过激恶性事件的发生，甚至诱发精神疾病。

案例导入

护理人员小唐，从事临床工作 10 年，平时工作兢兢业业，是科室骨干护理人员，很受领导的器重。小唐结婚 7 年，家有一个 6 岁大的儿子，丈夫长年在离家不远的城市工作，两人聚少离多。平时由婆婆和小唐共同照顾孩子，由于婆媳生活方式及教育孩子的理念不同，婆媳之间关系紧张，家庭内部争吵不断。最近一段时间小唐情绪低落，工作心不在焉，险些出现护理差错。在护士长的询问下，她哭着说：“我丈夫出轨了，还向我提出了离婚，我很难过，自己辛辛苦苦支撑着这个家，努力工作，努力照顾好孩子，他怎么能这样对我！”

护士长问她："那你现在打算怎么办，打算离婚吗?""我不知道，我真不知道该怎么办，我很爱我的丈夫，很爱这个家，如果离婚了，我的家就没了，我的孩子该怎么办，我不想让孩子受到伤害……"说完，小唐掩面而泣……

以上小唐的案例在现代婚姻家庭中时有发生，婚姻道路中没有谁总是一帆风顺的，总会遇到坎坎坷坷的挫折。婚恋中我们会遇到哪些心理挫折呢?当婚恋中出现心理挫折和情感危机，我们该如何调适呢?

（一）沟通不良

沟通不良是众多婚姻家庭问题的"祸根"，它常引发各种婚姻家庭的矛盾冲突，甚至导致婚姻解体。沟通是传达意图给别人且为别人觉知到的行为。这种行为可以是语言的，也可以是非语言的，只要传达意思就是沟通。夫妻之间没有沟通是不多见的，通常存在的问题是沟通是否良好。这里提供一些较好的沟通方式。

1. 沟通要清楚、具体

沟通时要注意不要让对方猜测或觉得无所适从。比如，如果觉得丈夫每天回家晚，可以直接告诉他最好几点回家，而不只是说"下班早点回来"。

2. 言辞要切合实际，要合理

在批评对方时，不能用"你从来什么家务也不做""你总是和我大声喊叫"等夸张、歪曲的表达。对方可能会以"我不是从来""我不是总是"还击，不但不承认被指责的事，而且可能还指责你不讲理，并纠缠在他到底做过的"次数"上，以至于转移了主要矛盾。

3. 尽量读懂夫妻之间的非语言行为

据专家研究，人与人之间的沟通70%是非语言的，如果夫妻之间能尽量体会、准确感觉到相互之间的非语言信息，有助于夫妻之间的良好沟通。

4. 主动地表露自己

要让对方了解自己内心的想法，只有将它表露出来，别人才能知道。这样不仅有助于体现表达者的自信，也有助于夫妻之间关系的改善。

5. 积极倾听

良好的沟通除了要充分表达自己的想法外，积极倾听对方并给予适时的反馈也是非常重要的。倾听不仅有助于了解对方，而且也是体贴、尊重对方的表现。

夫妻间经常进行良好的沟通，有利于化解婚姻中出现的一些问题，也有利于促进夫妻感情向良好和健康的方向发展。

（二）家庭人际关系紧张

婚前双方及双方父母间关系通常比较和谐，因双方此时均比较克制。但这种克制又能维持多久呢？婚后时间一长，来往一多，由日常生活小事引起的家庭中人际关系的矛盾就产生了，如果不能及时解决，矛盾还会进一步深化。例如，婆媳矛盾、妯娌矛盾、姑嫂矛盾、双方父母间的矛盾等。

婆媳关系是家庭人际关系中非常重要的一种，婆媳矛盾升级也是导致婚姻破裂的重要原因之一。现在的 80 后、90 后年轻人几乎都是独生子，大多数娇生惯养，不愿意干家务活，这是婆媳产生矛盾的主要原因之一。婆婆看不惯儿媳什么都不做，儿媳看不惯婆婆什么都要管，什么都要唠叨。儿媳无法理解婆婆的老观念，婆婆接受不了儿媳的新观念。情感专家指出，儿媳作为晚辈，要适当忍让婆婆，学会夸奖婆婆、认同婆婆、请教婆婆、依赖婆婆。当相互间做到依赖的时候，婆媳关系自然就和好了。婆婆要把儿媳当成自己的女儿来看待，多一分理解，少一分挑剔。儿子是婆媳之间最好的润滑剂，如果婆媳之间出现问题了，儿子不能站出来说句公道话，那么矛盾只会升级，而且会愈演愈烈！

所以，婚姻家庭中要注意处理好家庭成员的人际关系，减少由家庭人际关系紧张导致的心理挫折，降低夫妻情感危机出现的概率。

（三）婚外恋

夫妻一方出轨，是对婚姻的不忠诚，不管是肉体背叛、精神背叛，还是双重背叛，对于另一方来说，都是难以接受的。这是婚恋中男女遇到的最大的心理挫折，这时候如果不好好进行心理调适，最终就会导致婚姻破裂。婚姻家庭中出现了情感危机，并不是一日形成的，当我们对婚外恋痛心疾首的同时，也不要忽略了其产生的根源。大抵来看，发生婚外恋的原因有以下几种：① 夫妻长期分居；② 夫妻间疏于沟通、交流；③ 夫妻间互不关爱，拒对方于千里之外；④ 男人的爱情婚姻观发生改变，生活不检点；⑤ 婚外第三者有意或无意的进入。

若婚姻中出现了这样的挫折，切不可唱“吵、打、散”三部曲。有些夫妇，发现对方出轨了，整天大吵大闹，想把对方“骂”回头，这是不切实际的想法。靠辱骂并不能提高对方的觉悟，只能导致夫妻间的裂缝越来越大，虽说可能起一时的“压制”作用，却不能有彻底的“疗效”。有时不给对方面子，对方索性破罐子破摔，把事情搞得更僵，最终离你而去。

当我们遇到这种情况，千万不要自乱阵脚，情绪失控，应首先冷静下来，及时进行心理调适，想想该怎么做才能挽救我们的婚姻。

1. 努力创造在一起的机会

在婚姻中，适当的距离可产生美，但长时间的距离产生的往往不是美，而是第三者。因此，长期分居的夫妻，要努力创造在一起生活的机会，尽早结束两地分居的生活。

2. 学会做对方的亲密朋友

要想拥有幸福的婚姻，不仅要尽丈夫或妻子的责任，还要学会做对方的亲密朋友。每个人都渴望有一个知己，这个知己就是他最亲密的朋友。那么丈夫或妻子为什么不把这个角色抢过来呢？当你成了另一方的亲密朋友，愿意敞开心扉和他交流，也愿意耐心倾听他的心事并理解他时，他就不会去寻找第三者诉说衷肠了。当对方少了和别的异性进行情感交流的机会，婚外恋的概率就大大降低了。

3. 慎重对待“离婚”这件事

婚姻是一件很严肃的事情，当夫妻一方发生婚外恋时，不要凭一时之气离婚。否则，再后悔就来不及了。离婚是需要讲究原则和底线的，这个原则和底线就是双方是否都还爱着对方。如果双方都还爱着对方，对方只是一时鬼迷心窍，我们不妨再给对方一次机会。如果你无法做到宽容大度、既往不咎，那岂不是成全了第三者！

4. 抽个合适的时间和对方好好谈一谈

面对婚姻危机时，一定要冷静，找个合适的时间和爱人好好谈一谈，了解清楚他（她）的想法和情感。如果他（她）真的不爱你了，一定要和你离婚，不如早点放手，留一份尊严给自己。若他（她）并不打算和你离婚，你不妨给他（她）来个约定，下不为例。

5. 努力挽回家庭

老人们常说："宁拆一座庙，不拆一桩婚。"此话不无道理。若放弃婚姻，受害最大的是无辜的孩子，并且你日后还会有数不尽的孤寂和伤痛。因此，你要做的就是开动脑筋，用自己更多的爱去感化对方，换回那颗走远的心。

苏联教育家马卡连柯说过，爱情是可以恢复的。当婚姻中出现了背叛，这对受害者来说，心理肯定受到了极大的打击，然而我们不能消极以待，应该要积极面对挫折，及时进行情感调适，我们的爱情才不易在花花世界中轻易迷失，我们的婚姻才能长久美满。

（四）离婚

当爱情无法修复、感情无法弥补时，夫妻双方最终会选择离婚。在人生的道路上，离婚无疑是一件会引起巨大心理挫折和波动的事件。离婚给人带来的主要心理创伤是失落感、孤独感和自卑感。虽然有不少离婚事件是合理的、应该的，有些离婚的主要责任不在自己，但由于受世俗偏见的影响，不少人总是用异样的眼光看待离婚者，有的人甚至还在背后说三道四、指指点点，从而给离婚者造成更大的心理压力。

离婚带来的精神痛苦会严重影响离婚者的身心健康，如离婚者往往易患胃痉挛、高血压及心脏病等。医学心理学家指出，不少离婚者更需要通过以下精神疗法进行心理调适。

1. 保持自尊法

这一点在心理调适中非常重要。因为不少人一旦离婚后，往往会产生严重的自卑感，总觉得自己声誉下降，一时抬不起头来，好像做了一件不光彩的事情。这种消极自卑的心理可能会在相当长的一段时间内左右自己的行动。为此，你要振作精神，以积极的处世态度对待生活、学习和工作，努力发挥自己的长处，要自己看得起自己，对消极的舆论环境泰然处之。这样，你就能较早地摆脱困境，重新获得生活的主动权。

2. 坦率交谈法

离婚者往往误以为，四周的人对自己都抱有偏见，没有一个人能真正理解自己的不幸。其实不然，只要你不把自己封闭起来，那么你就会很快地发现，在你的四周不乏同情和关怀者。他们都会真诚地倾听你的倾诉，为你分担痛苦和忧愁。交谈时，你尽可以把自己不幸的遭遇以及对今后生活的打算，统统向自己信任的同事和知己倾诉。

3. 理性摆脱法

一些因夫妻一方的不忠、另觅新欢或有外遇而反目离异的人，常为自己被遗弃、感情被践踏而产生极度愤怒的心理反应，形成较强烈的图谋报复心理。在这种情绪的操纵下，他们很可能做出一些过火行为，从而酿成更为可悲的后果。这种感情用事的处理方法是很不可取的。解决的办法是：以理智制约感情，通过改变认知思考方向，消除消极的情绪。不要总是想："他为什么要背叛我?"而应该反问自己："同一个已和自己没有丝毫感情的人继续共同生活，难道还有什么快乐可言吗?"这样就可以使自己及早摆脱恼怒不已的心理，早日恢复心理平衡。

4. 情感取代法

当夫妻反目、调适无效、家庭破裂已不可避免时，那一切只能听其自然了，勉强维持破碎的家庭，只会给自己带来更大的、更长时间的不幸和痛苦。为了消除离婚后的孤独感、空虚感，可采用情感取代法加以解决。所谓情感取代法，即指重打锣鼓另起灶，通过觅寻新偶，建立新家庭，消除孤寂，恢复和保持心理平衡。

当婚姻出现情感危机时，有些人会消极对待，一蹶不振；有些人会积极地应对婚姻中出现的各种问题，于是不断修正自己，调适自己，从而重新获得婚姻带给我们的幸福。

四、婚姻家庭幸福的秘诀

钱钟书先生曾说："婚姻是一座围城，城里的人想出来，城外的人想进去。"对于身处围城中的人们来说，至关重要的不是进进出出的问题，而是如何经营好围城里的生活。围城里的大事小事让人心烦意乱，只有不断学习保持婚姻家庭幸福的秘诀，才能使我们的婚姻围城不会轻易崩塌。那么婚姻家庭幸福的秘诀有哪些呢？

（一）要建立平等的关系

夫妻关系之间的平等与否，直接影响婚姻的质量。在平等的婚姻中，夫妻双方相互平视，夫妻共同面对人生中的风风雨雨。在不平等的婚姻中，一方俯视或仰视另一方，两个人处于不平等的地位，这样的婚姻不能长久维系。即使勉强维系，双方也感受不到幸福，只感受到压抑。因为俯视的人会不由自主地盛气凌人，在各方面压制着对方，长此以往就会消耗对方对你的爱；仰视也换不来幸福，仰视的人难免妄自菲薄，习惯仰视对方，也就藐视了自己，失去了自我，卑微地爱一个人，根本留不住对方的心，反而你越纵容，对方越容易出轨。

因此，平等的夫妻关系对保持婚姻的幸福至关重要。

（二）要互相尊重

婚姻家庭中需做到五个尊重。

1. 尊重对方的劳动

对对方的劳动成果知道珍惜，懂得赞美。对方辛苦地为你做了一顿饭，无论味道如何，也要给予赞美，只有这样才能让对方付出辛苦也心甘情愿，而你的这种暖心之举也体现了对对方的尊重。

2. 在公共场合不让对方难堪

在公共场合，无论两个人的矛盾有多大，都要私下解决，不能不分场合地随时发作。这样不仅会引来众人的围观，让对方难堪下不了台，而且会为夫妻感情埋下隐患。

3. 尊重对方的父母

尊重对方的父母，也就是对对方最起码的尊重。你可以把对对方的爱体现在对他（她）父母的关爱上，你会得到对方以及对方父母对你的赞许和关爱。它是让整个大家庭和睦融洽的甜味剂。

4. 尊重对方的品位

每个人的品位是不同的，夫妻间相处时，要尊重对方的品位，这是一种基本素养，也是避免矛盾频发的重要因素。

5. 尊重对方提出的意见

当对方指出你的缺点，希望你改正的时候，你一定要认真地反思，虚心地接受对方的意见，如果确实是因自己个人原因导致对方不能容忍，一定要及时地自我修正。

因此，学会尊重彼此，对于婚姻家庭幸福来说是非常重要的。

（三）要给对方自由空间

婚姻像个圈子，如果这个圈子足够大，大到可以忽略了圈子的存在，那想要逃脱束缚的欲望就会被忽略掉；反之，如果婚姻带来的是自由的丧失，人就像被上了个“紧箍咒”，那么只要是正常人，就都有要挣脱的本能。夫妻双方要给予对方一定的自由空间。

1. 个性空间

要给对方一定的自由空间，就是让夫妻保持各自个性上的闪光点。谁也不要试图挖空心思地去改造对方，而是要设法让自己适应对方，让对方有独立的人格、独特的个性和适度自由的生活圈。

2. 交友空间

有的夫妻会限制对方与异性交往，这很容易影响夫妻之间的感情，其实给对方一定的交友空间，这也是一种自信的表现。这种对于彼此的信任感，反而更能促进夫妻间感情的升温。不过，这需要夫妻双方均是明智的人。

3. 工作空间

如今社会竞争激烈，工作压力很大，无论是妻子还是丈夫，都有可能出现因为忙于工作而对家庭缺少关照的情况。这个时候，要给予对方充分的理解，不要过多地干涉，应最大限度地给对方留下一个工作的自由空间。

4. 经济空间

有的妻子对丈夫在经济上严格封锁，丈夫每次花钱都要向妻子申领汇报，时间长了便会引起丈夫的愤怒。当然也有丈夫把握经济大权，对妻子过于苛刻，最终引起妻子的不满。其实，夫妻双方在经济上也要给对方一个自由的空间。

5. 隐私空间

有的夫妻喜欢翻看对方的日记、手机短信，这种做法其实很伤害夫妻之间的感情。每个人都有属于自己的一片小天地，即使是夫妻，也不应当霸占对方心中的这块小天地。夫妻之间应适当地给对方一点隐私空间。

总之，适当的距离能保持夫妻之间的神秘感，增加彼此的魅力。给对方一定的隐私空间，也是保持婚姻家庭幸福的秘诀之一。

（四）要学会互相欣赏

婚姻中夫妻应该学会相互欣赏，欣赏是给对方的一种积极的爱的催眠。催眠在亲密关系中最具有神奇功效，因为夫妻在亲密关系中身心处于相对安全、放松的状态，在这种状态下对方的一句肯定、欣赏的话语都会成为积极的暗示，潜意识会接受这种积极暗示并让当事人感到自己在对方眼里是可爱的，是有价值的，是值得被爱的。相反，负面的语言也会被对方无意识地吸收，成为降低自我价值感的消极暗示。所以，夫妻间要学会对对方说一些正面的话，尽量少说或避免说一些负面的语言。

每个人都不是一个完美的人，在婚姻生活中我们要学会用完美的眼光看待对方，用好奇的眼光去欣赏一个并不完美的人。只要在婚姻中学会欣赏你的爱人，你就会发现对方身上有你一辈子也学不完的东西。当你真正欣赏对方的时候，你会发现对方身上有很多闪光点，也会发现对方内心的那种无限美好和丰富资源。

因此，夫妻之间要正确地对待彼此间的差异，学会用欣赏的眼光看待对方，这样才能保持夫妻在各自心中美好的形象，促进婚姻家庭幸福。

（五）要不断地完善自己

很多爱的起源是“欣赏”，而终结是“厌倦”。无论是男人还是女人，只有保持良好的状态，才能赢得对方的尊重与欣赏。而要使对方对你的欣赏能不被时间消磨，唯一能做的就是不断地完善自己。千万别以为结婚了就可以放弃自己的事业，或者不再提升自己，指望对方靠责任感和道义感来约束自己保持对你的爱意，那是最愚蠢的，当婚姻出现问题的时候可能连补救的机会都没有了。

所以夫妻双方要不断地提升自己，完善自己，彼此欣赏，这样爱情才能保鲜，婚姻家庭生活才能幸福美满。

（六）重视交流，彼此忠诚

家庭之间有效的交流，可迅速消除误解，增强彼此的信任和归属感。家庭中的成员应努力创造开放、轻松、和谐的家庭交流环境，并以积极的方式及时沟通，了解彼此的意图并准确反馈。有时候安静和倾听也是一种很好的沟通方式。当丈夫遇到困难和压力，妻子要给予其足够的空间去休息、去疗伤、去考虑对策，给他一个安全的“山洞”，让他一个人静一静，别去打扰他。若妻子出现了问题，闹情绪，丈夫要做的则是学会倾听，耐心安静地倾听其诉说、哭泣，看着她破涕为笑，事情就解决了大半。

（七）紧密团结，应对危机

当家庭遭遇困难和灾祸时，家人之间更要彼此珍惜，紧密团结，保持理智和冷静，以应对危机。家人同心合力、相互支持、相互帮助，则无论什么样的天灾人祸都打不垮这样的家庭。

婚姻家庭幸福的秘诀是：在平等基础上，大家相互尊重，相互理解，给对方自由，不以爱的名义束缚对方，彼此忠诚，相互扶持，相互帮助。正如诗人舒婷《致橡树》中说的那样（节选）：

我必须是你近旁的一株木棉，
作为树的形象和你站在一起。
根，紧握在地下；

叶，相触在云里。
每一阵风过
我们都互相致意，
但没有人
听懂我们的言语。
你有你的铜枝铁干，
像刀，像剑，也像戟；
我有我红硕的花朵，
像沉重的叹息，
又像英勇的火炬。
我们分担寒潮、风雷、霹雳；
我们共享雾霭、流岚、虹霓。
仿佛永远分离，
却又终身相依，
这才是伟大的爱情。
坚贞就在这里：
爱——
不仅爱你伟岸的身躯，
也爱你坚持的位置，足下的土地。

因为我们都是树的形象，所以我们是平等的；你有你的铜枝铁干，我有我红硕的花朵，我们互相尊重，彼此给予自由。我们分担寒潮、风雷、霹雳，我们共同面对人生的挫折与考验。我们共享雾霭、流岚、虹霓，我们共享婚姻家庭带给我们的幸福！

第六章

积极心理的力量

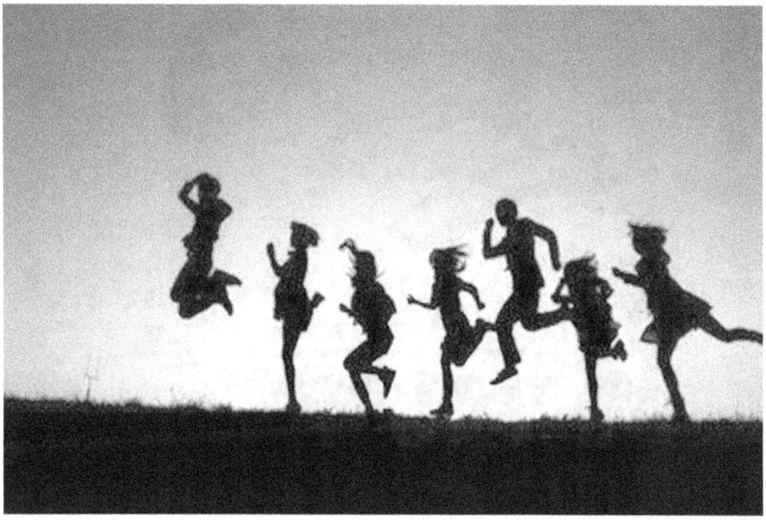

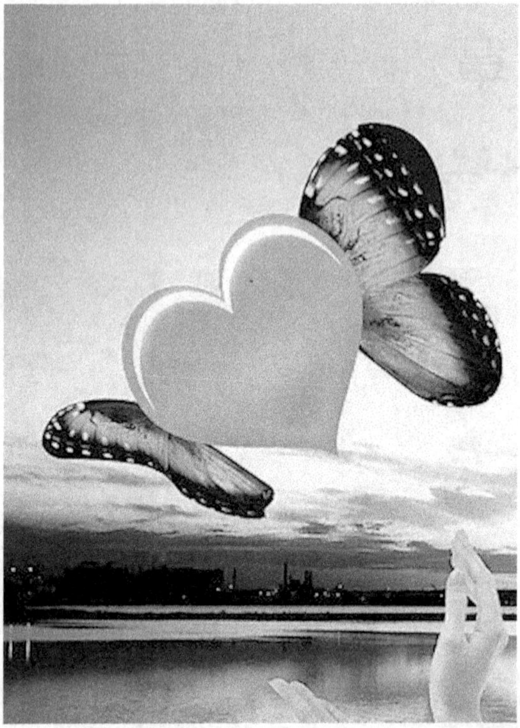

第一节 积极心理

一、积极心理的概念

积极心理学（Positive Psychology）起源于20世纪末西方心理学界，可以说是心理学领域的一场革命，是一门从积极角度研究传统心理学研究内容的新兴科学，也是人类社会发展史中的一个新的里程碑。积极心理学采用科学的原则和方法，利用心理学的实验与测量手段，研究人类积极的心理品质，关注人类健康与幸福的和谐发展，充分挖掘人固有的、潜在的、具有建设性的力量，促进个人和社会的进步，使人类走向幸福。它主要致力于研究普通人的活力与美德的科学，倡导心理学的积极取向，是与“消极心理学”相对的。

二、积极心理是人生成功的法宝

案例导入

小王和小张是一起入科的低年资护理人员，科室建立科研创新小组，护士长让大家报名参加，小王想，我刚入职，如果主动报名，大家肯定会说我爱出风头，再说参加后肯定要经常加班，少不了会牺牲很多个人休息时间，这次我还是算了，等以后再说吧。而小张认为，这是锻炼自己的极好机会，如果我参加了，虽然免不了加班，但提供了很好的向老师们学习的机会，可以提升这方面的能力，对自己今后的工作肯定会有所帮助，所以就积极报名参加了。随着时间一天天过去，小张所在的科研创新小组在医院科研创新评比活动中获得了一等奖，小张也受到了护理部的嘉奖，收获了鲜花和掌声。

成功是一个人自我进步和自我实现的一种状态和过程，在人生的各个阶段，我们要不断地去实现自己的目标和价值，做自己想做的事情，自食其力，过自己想过的生活，对社会做出一定的贡献。成功其实包含两方面的含义：一是社会承认个人的价值，并赋予个人相应的酬劳，如金钱、地位、房屋、尊重等；二是自己承认自己的价值，从而充满自信，获得充实感和幸福感。成功不仅仅包含外在的指标，如收入高、社会地位高、家庭美满、事业有成等；更主要的是一个人对自己状态的认可，是个人主观上的感受，包括个人认知、情绪和行为，成功更多地强调个体的这种感受、满足、愉悦、幸福。成功是相对的，每个人都有自己的成功标准。一个人要想获得成功，他首先要为自己做一个规划，制定一个明确可行的目标，然后朝着这个既定的目标做坚持不懈的努力，方有可能获得预期的结果，而这在很大程度上取决于他是否拥有积极的心理和良好的品质。衡量成功所有的指标，都与积极心理的影响和开发有关。积极心理是成功人士必须具备的一种良性心理品质，如注意力、记忆力的获取和增强，兴趣的培养，目标、动机、行为的转化和激励，意志和毅力、心理承受力、耐受力、良好行为习惯的养成，以及人际交往的心理协调与和谐人际关系的建立等，都是积极心理学关注和研究的对象。同样一件事，积极的人和消极的人对事物的看法和感受可能截然相反，甚至有天壤之别。

上述案例中的小王较消极，而小张则比较积极主动，她不去考虑可能有的负面的因素，对自己有信心，不怕加班辛苦，希望有学习的机会，愿意学习，所以最终收获了成功与喜悦，收获了周围人对她的肯定，这与她的积极心态和良好品质是分不开的。医学上也曾发生过两个就诊患者，因不小心拿错化验报告，不同心态导致不同结局的典型案例。一肿瘤患者错拿了没有患肿瘤者的化验报告，心态非常乐观、积极，而实际没有患肿瘤的人因为错拿了患肿瘤者的化验报告单，整日闷闷不乐，心理负担重，消极，认为自己很快就会死亡……几个月后再复检，患肿瘤的人身体状态很好，没有患肿瘤的人因天天担心自己得了不治之症，身体状况越来越差。在日常生活中也是如此，如果一个人很消极，总是念叨，如“烦死了”“不可能的”“完蛋了”“没希望了”……也许说这些话时只是一时发泄，或习惯性地脱口而出，他们自己也许并未意识到这些话产生的负面的影响。事实上，这些语言已给他们带来了消极的暗示，通过潜意识影响到他们的思维和行动。他会觉得真的很烦，心情急躁，生活乱糟糟的。因此，人一定要有积极的心态，不要让消极的语言影响了自己的积极性，尽量不要说消极的话。当你觉得很累时，不要说“今天真是累死了”，可以说“忙了一天，现在可以放松了，真令人高兴”；当遭遇失败时，不要说“真倒霉，又失败了”，而应该说“这次虽然没有成功，但我从中也学到了不少东西，下次一定能做得更好”。平时多对自己说积极的话，多鼓励自己，多对自己说“我行”“我真棒”“我觉得很快乐”……渐渐的，你就会发现自己真的变成那样了。所以说有什么样的心态，就有什么样的人生，积极心态是人生成功的法宝。一个人要想成为成功者，就应该在学习和生活中不断培养自己拥有自信、积极乐观、对美的感受、人际交往技巧、意志坚强、关注未来和具有创新性等积极的人格特质。首先，要有自信和进取精神，现代社会是一个人才济济、竞争激烈的社会，只有自信和敢于行动的人才有成功的机会。其次，要积极乐观，一份由研究机构所进行的调查报告也显示：决定一个人能否成功的最关键要素中，80%属于个人自我价值取向的“态度”类要素，如积极、努力、信心、决心、意志力等；13%属于后天自我修炼的“技巧类”因素，如各种知识和能力；7%属于运气、机遇等因素。所以我们要让自己拥有健康的体魄和良好的、积极的心理品质，如乐观、向上、自尊、自律、自信、自强，不怕困难和挫折，能够适应各种生活环境的变化。

第二节　积极心理的体验

“积极心理学”其思考问题的态度和心理与《淮南鸿烈集解》中一个典故“塞翁失马”比较贴切，其通过一个循环往复极富戏剧性的故事，阐述了祸与福的对立统一关系，揭示了“祸兮福所倚，福兮祸所伏”的道理。如果单从哲学角度去看，这则寓言启发人们用发展的眼光辩证地去看待问题：身处逆境不消沉，树立“柳暗花明”的乐观信念；身处顺境不迷醉，保持“生于忧患，死于安乐”的忧患意识。

在一定的条件下，好事和坏事是可以互相转换的，坏事可以变成好事，好事可以变成坏事。“塞翁失马”的故事在民间流传了千百年。无论是遇到福还是遇到祸，要调整自己的心态，要超越时间和空间去观察问题，要考虑到事物有可能出现的极端变化。

一、对过去的体验：快乐

随着社会的飞速发展、经济水平的提高、物质资料的越来越丰富，人们的生活水平有了极大的提高，我们不妨将80后农村孩子的童年与00后城里孩子的童年做一比较。

00后城里孩子，上学由父母或爷爷奶奶接送，课余时间报了各种素质教育拓展补习班，虽然他们穿的是名牌服装，吃的是讲究营养搭配的食物，住的是豪华公寓或别墅，但他们缺少无拘无束的童年生活。80后农村孩子，上学来回几公里全靠步行，放学后还得帮父母做家务、养鸭放牛或带弟弟妹妹。每天粗茶淡饭，衣服只求保暖，不奢求美观。与00后城里孩子比较，物质生活上有很大差距。

但是80后农村孩子长大后，却感到童年无比的幸福和满意，他们有多个童年伙伴，不上学时，只需写完学校布置的作业，没有各种各样的补习班、兴趣班，有的只是快乐无限的随性童年；吃的是父母亲自养殖的家禽和畜肉、自家种植的有机蔬菜、野生的鱼虾，绝对不会担心农药超标等问题；更有那风景如画，任孩子们狂野奔跑、追逐嬉戏的原野……

过去虽看似清贫，我们却拥有无限快乐的童年！

二、对现在的体验：福乐

科技飞速发展的今天，给我们的生活增添了许多幸福快乐的元素，我们每天迎着朝阳醒来！

工作中信息科技的发展带来的互联网+给我们带来了太多便利，改变了我们的工作和生活方式。

生活中人工智能分担了很多家务，为我们的健康保驾护航。

交通工具的改进，使人们的出行更加便利了，它改变了人们生命的宽度，变相延长了生命的长度。我们可以利用工作之余去旅行，体验异域的风土人情，了解当地的文化，品尝各地的美食。

劳累的工作之余，陪着父母去散步，听他们聊着家长里短，换季时为他们添一件衣物；饭后和孩子们依偎在沙发里做游泳，或体验亲子阅读之趣。这些点点滴滴都是人间至上的福乐！

三、对未来的体验：乐观

我们幸福快乐地生活在爱国、敬业、诚信、友善、富强、民主、文明、和谐、自由、平等、公正、法治的大家庭里；国家层面重视国民的健康，全民医保，避免因病返贫。

国家大力发展科技创新，在这样美好的大环境里，我们的未来充满了生机和希望。

虽然未来我们会变老，但是孩子是我们生命的延续，我们的未来会更好。

第三节　积极心理的力量

二十世纪末期在美国心理学界兴起了一个新的研究领域——积极心理学，其发起人是美国当代著名心理学家马丁·塞利格曼（Martin E. P. Seligman），他于2000年发表了论文《积极心理学导论》，他主张采用科学的原则和方法来研究幸福，倡导心理学的积极取向，以研究人类的积极心理品质，关注人类的健康幸福与和谐发展。积极心理是一个人积极认知、积极情感、积极人格、积极行动的和谐状态和进取过程的呈现，积极是一个人更高心理健康水平的体现，是人类进步、社会发展之必需。

一、积极心理与思维创新——扩展和建构理论

密歇根大学的芭芭拉·弗雷德里克森提出积极情绪的扩展和建构理论，用来解释为什么积极情绪体验不仅能够反映个人的幸福，而且有助于个人的成长和发展。许多消极情绪，如焦虑、愤怒，使得个人的即时思维—行动范畴变窄，于是他们总是只使用一种待定的自我防御的行为方式。积极情绪正好相反，他们能扩展个人的即时思维—行动范畴。这种即时思维—行动范畴的扩展提供了建构可持续的个人资源的机会，而这又反过来通过产生积极的或适应性的情绪—认知—行为为个人的成长和发展提供潜能。图1展示了这个过程。

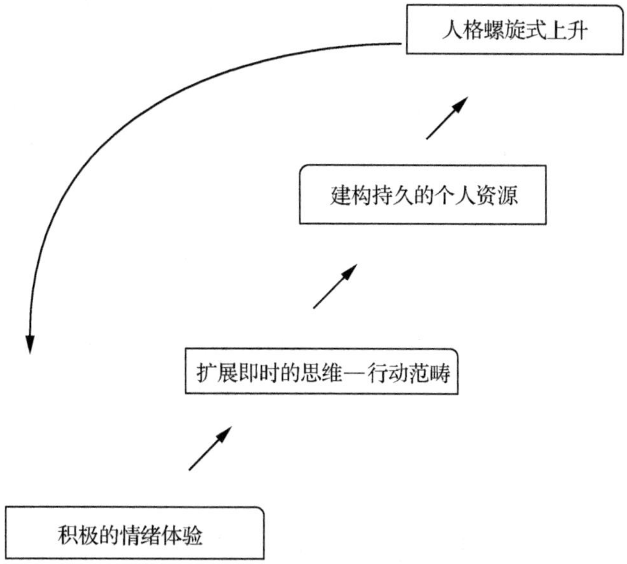

图1　积极情绪的扩展和建构过程图

来自临床研究和积极情绪诱导的实验室研究结果显示，积极情绪状态引发的思想和行为更富有创造性和灵活性，积极情绪带来的思维—行动范畴要宽广得多。研究结果证明，积极情绪状态确实可帮助人们建构出持续的个人资源。人们利用积极情绪有效应对紧张情境的能力存在个体差异，在自我恢复问卷上得分高的被试者，在经历了紧张之后，心血管的复原速度比那些得分低的人更快，而心血管的恢复是以积极情绪体验为中介的[1]。事实证明积极情绪有利于创造性地解决问题。

二、积极心理与幸福感受

2000年，《美国心理学家》杂志发表了《积极心理学导论》一文，该文宣称：当代心理学正处在一种新的历史转折时期，心理学家扮演着极为重要的角色，承担着新的使命，那就是如何促进个人与社会的发展，帮助人们走

〔1〕 Jack Block, Adam M Kremen. IQ and Ego-Kesiliency: Conceptual and Empirical connections and separateness [J]. Journel of Personality and Social Psychology, 1996, 70 (2): 349 - 361.

向幸福，使儿童健康成长，使家庭幸福美满，使员工心情舒畅，使公众称心如意。

大众视野中的积极，主要是正向、肯定之意，它体现的是积极心理学的价值指向和学术宗旨。要具体分析积极的内涵，可以从以下五个方面着手。

第一，积极是行为进取的过程。积极本身不是指一个固定的结果和最后结局，积极是一种不断进取、不断向人生合理目标迈进的行为过程。

第二，积极是内心和谐的状态。一个人拥有明确的生活目标和生存意义，无论在怎样的生活状态下，都拥有接纳、进取、乐观的心态，特别是面对平凡甚至艰难的生活时，仍能积极认知、积极体验、积极行动，这才是衡量一个人积极的实质性指标。

第三，积极不仅仅是没有疾病。如果将心理的一端设定为消极状态（-1），将另一端设定为积极状态（+1），从消极到积极之间还有一个中间状态（0）。积极心理学中的积极告诉我们，我们需要从消极或者正常的状态出发，到达更加积极的另一端。

第四，积极不是尽善尽美。很多人认为，积极就是给自己不断设置更高、更大的目标去全力实现，其实不然。真正的积极是在清楚自己主客观条件的前提下，勇敢接受自己无法改变的部分，尽力改变自己能够改变的部分。

第五，积极具有文化差异性。积极是一个带有价值判断以及文化导向的概念，它没有放之四海而皆准的标准答案。在不同的文化背景、不同的文化视角下，人们对于积极的理解不尽相同，还会随之发生改变。因此，积极一词的内涵是开放的、变迁的、流动的。

哈佛公开课“积极心理学”的主讲教师沙哈尔认为：幸福是快乐和意义的结合。积极心学的发起人塞利格曼（Seligman）则认为幸福是指愉快的生活（the Pleasure Life）、充实的生活（the Engaged Life）和有意义的生活（the Meaningful Life）。幸福感是衡量个体生活质量的重要综合性心理指标，积极心理学强调研究人的积极体验，不管是主观幸福感还是心理幸福感，它们都是一种快乐的主观感受，即积极体验。

在日常生活中我们也经常看见这样的情形，有些人似乎天性充满乐观，当遭遇挫折的时候，不沮丧、不绝望，相信天生我材必有用，且有天降大任的使命感，他们凡事爱看积极面，不杞人忧天，想着天塌下来有高个子顶着。

研究显示：乐观者通常外向开朗，对生活和未来有良好的预期，并且他朝着这个方向努力；悲观者老想着失败，那么他将偏离自己设置的目标。乐观者比悲观者更易达到目标、获得成功，更有幸福感。

三、积极心理与身心健康

案例导入

修女的寿命

2001 年，有人为了探讨早年积极情绪与寿命之间的关系，做了一项重要研究，并命名为“修女研究”，研究者找到了一个很独特的群体——修女。因为修女过着非常有规律的群体生活，不吸烟、不喝酒，不允许结婚和生育，又享有较好的医疗保健条件，因此这个独特的群体为研究快乐和长寿的关系提供了很好的对象。研究人员收集了 180 位圣母修道院的修女在 1932 年入院时所写的个人简历，发现修女对生活的态度有积极的，也有消极的。研究人员据此把这些修女分成两组，一组积极情绪比较多，另一组积极情绪比较少，然后比较她们的寿命。结果发现，对生活持最乐观态度的 25% 的修女中，有 90% 活到 85 岁以上。对比之下，对生活持最悲观态度的 34% 的修女中，只有 25% 的修女活到这个年纪。到 90 岁的时候，最乐观的修女中仍有 54% 活着，而最悲观的修女中只剩 11% 还健在。比较全部 180 名修女的寿命，积极情绪比较多的修女比另一组积极情绪较少的修女平均多活 10 岁！研究结果进一步肯定了快乐的情感对寿命的作用。最终得出了结论：快乐的修女是长寿的修女。

乐观的人更健康、更快乐，其免疫系统运行更好，采用更有效的应对策略（如重新评价压力事件等），主动地避免一些生活压力事件，寻求社会支持网络，他们有着健康的生活习惯，较少生病，即使生病了，也会遵从医生建议，并贯彻到实际生活中以早日康复。成年早期的乐观水平可以预测随后35年的健康水平。

四、培养积极心态的行动的建议

（一）要有积极的行动

积极的行动会导致积极的思维，而积极的思维会导致积极的心态。心态是紧跟行动的，如果一个人从一种消极的心态开始，那他就永远成不了他想做的积极心态者。

（二）要有积极的想法

美国亿万富翁、工业家卡耐基说过："一个对自己的内心有完全支配能力的人，对他自己有权获得的任何其他东西也会有支配能力。"当我们开始运用积极的心态并把自己看成成功者时，我们就开始成功了。

（三）用美好的感觉、信心与目标去影响别人

随着你的行动与心态日渐积极，你就会慢慢获得一种美满人生的感觉，信心日增。紧接着，别人会被你吸引，因为人们总喜欢跟积极乐观者在一起。

（四）使你遇到的每一个人都感到自己重要、被需要

即感觉到自己的重要性，以及别人对他的需要与感激。这是我们普通人的自我意识的核心。如果你能满足别人心中的这一欲望，他们就会对自己，也会对你报以积极的态度并心存感激。

拿破仑·希尔认为，如果你常流泪，你就看不见星光，对人生、对大自然的一切美好的东西，我们要心存感激，则人生就会显得美好很多。

（五）学会称赞别人

心理学家威廉姆·杰尔士说过，"人性最深切的需求就是渴望别人的欣

赏”；丘吉尔曾说过，“你要别人具有怎样的优点，你就要怎样地去赞美他”。

（六）学会微笑

微笑为你打开通向友谊之门。如果我们想要发展良好的人际关系，要具有积极的心态，要学会微笑。

（七）到处寻找最佳的新观念

有积极心态的人时刻在寻找最佳的新观念，这些新观念能增加积极心态者成功的概率。

（八）培养奉献精神

曾经有人说过，“人生的目的是服务别人，是表现出助人的激情与意愿”。一个积极心态者所能做的最大贡献就是帮助别人。

（九）永远不要消极地认为什么事是不可能的

永远不要消极地认为什么事是不可能的，首先你要认为你能，再去努力尝试，最后你会发现你确实能。

第七章

护理人员人格魅力的提升

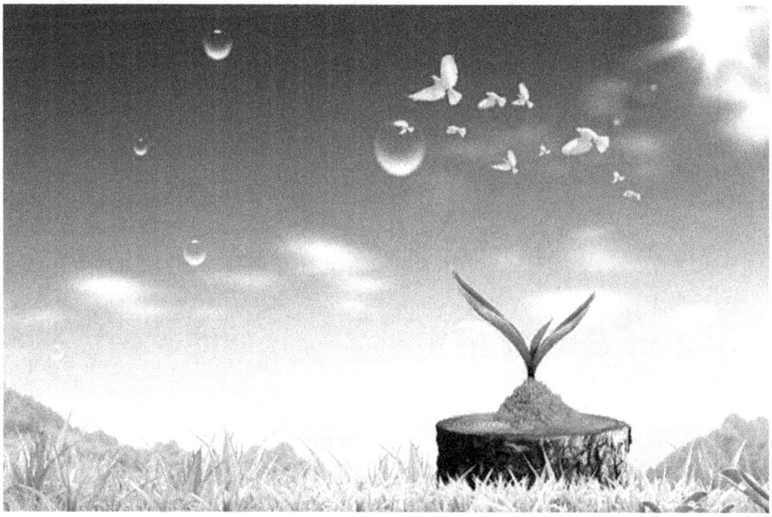

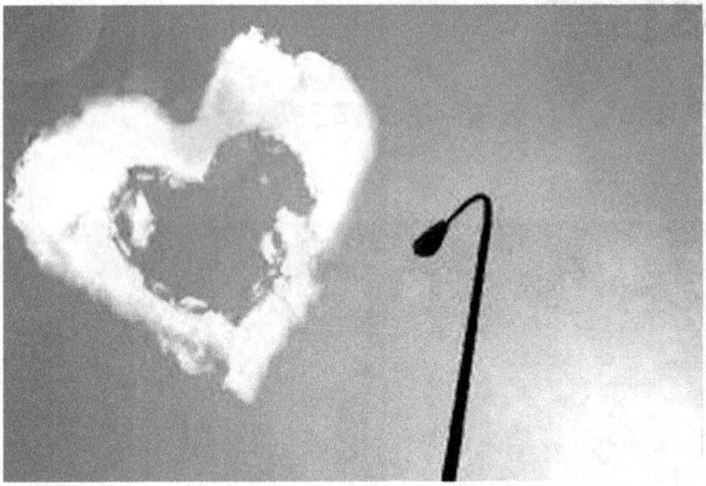

护理人员的人格魅力是指护理人员自身所散发出的气质，能潜移默化地影响他人的情感、活动，能够让人感到亲切、觉得可信任，也可泛指能满足他人需求的能力。

人格魅力是在性格气质、为人处世、道德品质方面吸引人的一种力量，这种力量会给护理人员带来一种强烈的感召力和吸引力，会像光环一样使护理人员产生“晕轮效应”。

在现实工作中，护理人员要如何拥有这种力量，完善和提升人格魅力呢?

第一节 人格的提升

一、价值的定位与自我意向的建立

要完善和提升人格魅力，首先要回答为什么要提升人格魅力的问题，而要回答这一问题，首要的是弄清楚护理人员的价值定位，相当于人们心目中的评价标准系统，即护理人员应该如何准确地进行价值定位并建立自我意向。

（一）价值的定位

护理人员必须要明确的问题是：向患者传递何种形式的价值。护理价值是指护理人员通过专业技术和护理服务为患者创造价值，如减轻患者病痛，降低医疗费用，改善就医感受等。护理价值可分解为功能价值、体验价值、信息价值和文化价值四方面内容。

1. 功能价值

功能价值是指护理服务中用于满足患者某种需要的基本物理属性。此时，患者看重的是护理服务带来的某种功能，获得的是一种标准化的有形成果或无形服务。这是一种最基本的传统价值。例如，通过护理人员及时准确的用药，患者病情得到缓解；通过观察巡视及有效预防，患者的相关并发症的发生率得以降低；通过健康教育，患者用药依从性得以提高，生活方式得到改善。但随着护理事业的发展，护理工作已经从单纯照顾患者生活和疾病的护理扩展为全面照顾和满足护理对象的生理、心理、社会方面的需要，也就是说，仅仅创造功能价值已经不能满足广大患者日益多样化的需求。

2. 体验价值

体验价值是指根据患者个性化的需求提供的一种难忘体验。体验事实上是当一个人达到情绪、体力、智力甚至是精神的某一特定水平时，他意识中所产生的美好感觉。此时，患者看重的是一种“以人为本”的感受。目前，提高患者满意度已经成为各大医院的一项主要护理指标，可见，体验价值已经在护理工作中起了越来越重要的作用。

3. 信息价值

信息价值是指在经历某次就医后，能够向他人传递某种信息，从而产生的价值。例如，不少患者会在微信公众号或医院官网留言，某某医院医疗技术高超，护理服务热情，医护人员态度好等，此时，信息传递对他人产生影响，由此创造出的价值即为信息价值。

4. 文化价值

文化价值是指护理服务中包含的，能够为患者带来归属感的某种文化属性。例如，2008 年不少观看北京奥运会的游客，都会去买吉祥物送给亲朋好友。因为这些礼品被赋予了浓厚的奥运文化含义，具有很高的纪念价值。同理，护理人员给患者留下的印象也代表着医院的文化价值。

由以上分析可知，护理人员既要满足病人基本生活的需要，也要竭尽所能地保证病人安全，还要保持病人躯体的舒适，协助平衡病人的心理，取得病人家庭和社会的协调和支持，用优质护理来提升病人和社会的满意度。这就是护理人员的价值定位。

（二）自我意向的建立

护理人员必须具有准确的自我意识，才能把握住准确的自我意向，明确自我意向后才能对自身价值准确地定位。

自我意识是对自己身心活动的觉察，即自己对自己的认识，具体包括认识自己的生理状况（如身高、体重、体态等）、心理特征（如兴趣、能力、气质、性格等）以及自己与他人的关系（如自己与周围人们相处的关系，自己在集体中的位置与作用等）。自我意识具有意识性、社会性、能动性、同一性等特点。

美国著名心理学家马克斯威尔·马尔兹认为，自我意向是改变一个人天性的关键。它可以影响一个人的思想情感、行为举止，它是一个人长期的潜在动力。积极成功的自我意向可以使人保持乐观进取的精神状态，增强自尊、自信、自强意识和胜任感，激发内在的积极性，开发巨大的创造潜能，发挥自身的各种优势，在对成功的憧憬中执着追求，克服困难，努力实现一个个预期的奋斗目标。消极失败的自我意向可以使人丧失自信和自尊，郁闷悲观，妄自菲薄，不思进取，自暴自弃，意志薄弱，随波逐流，甚至走向堕落和沉沦。

在具有准确的自我意识后，我们又该如何建立积极的自我意向呢？

1. 培养创新精神和实践能力

护理人员要培养和保护自己的好奇心，激发内心的求知欲，鼓励自己独立思考，质疑问难，大胆想象，标新立异，锐意进取，勇于探索，努力培养创新意识、创新精神和创新能力，在临床上，可以参加护理创新比赛等，用科学创新的方法解决临床问题，及时总结工作中的经验与不足。

2. 既严格要求，又充分赏识

护理人员要塑造积极成功的自我意向，既要严格要求自己，又要充分赏识自己。所谓严格要求，是源于对生活的热爱，源于对事业的忠诚，严而有格，严而有序，严而有度，严而有方，严而有恒。所谓充分赏识，就是对自己多信任，多尊重，多理解，多激励，多宽容，多提醒。

3. 充分赏识护理人员，正确地评价护理人员

护理管理者应该看到每一个护理人员原有的基础、努力的程度、上升的幅度。评价护理人员要客观、公正、慎重，多进行积极的鼓励性评价和肯定

性评价，切不可随意地给护理人员贴上消极标签。

4. 努力挖掘闪光点，培养护理人员的自信心

工作能力较弱的护理人员要克服晕轮效应、定型效应、马太效应的消极影响，要努力挖掘自己身上的闪光点，要热爱自己，关心自己，信任自己，鼓励自己。通过艰苦而耐心细致的转化工作，点燃心中自尊自信、发奋进取的火焰，排除进步的障碍，塑造积极成功的自我意向。

5. 创设成功的情境，体验成功的快乐

护理人员要给自己制定不同层次的工作目标，设计不同层次的工作计划。例如，资历较浅的护理人员在做好本职工作的同时，鼓励自己积极参加护理技能大赛，设计职业规划，做一次专题讲座，考取某项资格证书等；资深的护理人员努力提高自己的带教能力、对危重患者及疑难杂症患者的护理能力，并把它作为一个立项课题，以提高自己的科研水平。

护理管理者要成立各种兴趣小组，使护理人员的兴趣爱好、个性特长得以充分自由地发展。要积极开展评比和竞赛等各种活动，让每一位护理人员都有平等地参与和亮相的机会，扩大护理人员的获奖面。

创设成功的情境，开发护理人员的非智力因素，调动护理人员的积极性，使每个护理人员都能感受和认识到自己的能力和价值，体验到成功的快乐，增强自信心和进取精神，从而塑造护理人员积极成功的自我意向。

二、认知能力与自控能力的提升

（一）认知能力

认知能力是指人脑加工、储存和提取信息的能力，即人们对事物的构成、性能、与他物的关系、发展的动力、发展方向以及基本规律的把握能力。它是人们成功地达成目标最重要的心理条件。知觉、记忆、注意、思维和想象的能力都被认为是认知能力。

人们的认知特点对于社会经济状况有着显著的影响，已发现认知能力的增强和财富增长与预期寿命的增加有关。一直以来，人们普遍认为，像数学和阅读这样的能力，是具有家族遗传性的，但影响这些性状基因的复杂系统

在很大程度上却不为人们所了解。

美国心理学家加涅（R. M. Gagne）提出 5 种认知能力：言语信息（回答世界是什么的问题的能力）；智慧技能（回答为什么和怎么办的问题的能力）；认知策略（有意识地调节与监控自己的认知加工过程的能力）；态度（情绪和情感的反应，影响个体行为选择的心理状态或倾向）；动作技能（有组织的、协调统一的肌肉动作所构成的活动）。

（二）自控能力

自控能力是指人们能够自觉地控制自己的情绪和行动的能力。既善于激励自己勇敢地去执行决定，又善于抑制那些不符合既定目的的愿望、动机、行为和情绪。自控能力是坚强的重要标志。与之相反的是任性，对自己持放纵态度，对自己的言行不加约束，胡作非为，不考虑行为和后果及事态带来的影响。

有一本专门描写打猎的书，其中写到有一只红狐狸，它为了捕获野鸭子，常常可以连续几天潜伏在冰天雪地的沼泽地，它是那样顽强且有耐心，慢慢地毫无声息地贴在地上接近野鸭子。当野鸭子无意中游开了，红狐狸就用舌头舔一下嘴唇，失望地退回原处等候着。为了填饱饥饿的肚子，红狐狸可以这样往返几十次。连续三十几天，直到野鸭子有一次因一时疏忽，终于被它逮住为止。这只红狐狸很善于控制自己的行为吗？实际上，这只是狐狸在漫长的进化过程中逐步形成的一种猎获食物的本能。如果说，连动物有时候为了达到某种目的都能控制自己，对于有思想感情的人来说更应该具有自控能力。

自控能力在生活上主要表现在两个方面：一方面，自己在实际工作、学习中努力克服不利于自己的恐惧、犹豫、懒惰等；另一方面，应善于在实际行动中抑制冲动行为。

自控能力对人走向成功起着十分重要的作用。从古代的亚里士多德到近代的哲学家们都注意到："美好的人生建立在自我控制的基础上。"

自控能力就是尽管你不想做某些事情，但还是尽力去做，这样你就能做成你想做的事。罗伊·L. 史密斯说过："自制力宛若受到控制的火焰，正是它造就了天才。”十四世纪，欧洲有个名叫罗纳德三世的贵族，他是祖传封地的正统公爵，却被他弟弟推翻了。他弟弟需要摆脱这位公爵，但又不想杀死他，便想了个办法。罗纳德三世被关进牢房后，弟弟命人把牢房的门改得比以前窄一些。罗纳德三世身高体胖，胖得出不了牢门。弟弟许诺，只要罗纳德能减肥成功并自己走出牢门，他不仅能获得自由，其爵位也能恢复。可惜罗纳德不是那种有自制力的人，他无法抵挡弟弟每天派人送来的美食诱惑，不但没有减肥成功，反而更胖了。一个没有自制力的人，就像被关在铁栅栏中的囚犯。任何一个优秀的队员都明白：如果没有自制力，就永远不可能成功。优秀的人勇于接受精神上和肉体上的磨炼，他们愿意接受超出自己想象的任务并全身心投入其中完成它；他们经常让大脑保持活跃，思考一些有挑战性的问题，以期训练自己的自控能力，而这种自控能力决定了人们在关键时候的所作所为。美国传记作家兼教育家托马斯·赫克斯利说：“教育最有价值的成果，就是培养了自制力，不管是否喜欢，只要需要就去做。”

（三）自控能力的提升

1. 加强思想修养

人的自控能力在一定程度上取决于他们的思想素质。一般来说，具有崇高理想抱负的人决不会为区区小事而感情冲动，产生不良行为。因此，要提高自控能力，最根本的方法是树立正确的人生观、世界观，保持乐观向上的健康的情绪。

2. 提高文化素养

一般来说，一个人的文化素养同其承受能力和自控能力成正比。文化素质比较高的人往往能够比较全面、正确地认识事物，认识自我和他人的关系，自觉地进行自我控制、自我完善。

3. 稳定情绪

用合理发泄、注意力转移、迁移环境等方法，把将要引发冲动的情绪宣泄和释放出来，保持情绪稳定，避免冲动。

4. 强化自我意识

遇事要沉着冷静，自己开动脑筋，排除外界干扰或暗示，学会自主决断。要彻底摆脱那种依赖别人的心理，克服自卑感，培养自信心和独立性。

5. 强化实践锻炼

一方面，要加强学习，积累知识，开阔视野，用知识来武装和充实自己，提高自己分析问题和解决问题的能力；另一方面，要积极投身生活实践中去，刻苦锻炼，不断丰富实践经验，提高自己的适应能力。

6. 强化积极思维

俗话说："凡事预则立，不预则废。"平时注意多思考问题，增强预见性，到了关键时刻才能及时、果断、准确地做出选择。

三、心理适应能力与心理承受能力的提升

心理适应能力是心理素质的核心内容之一。面对未来复杂多变、竞争激烈的社会环境，只有具备较强适应能力的人才能够获得更充分的生存与发展的条件，才能够成为社会所需要的合格人才。

心理承受能力是指个体对逆境（困难与挫折等不顺利的情况）引起的心理压力和负性情绪的承受与调节的能力，主要是指对逆境的适应力、容忍力、耐力、战胜力的强弱。一定的心理承受能力是个体良好的心理素质的重要组成部分。

护理人员在医院是护理工作者、患者代言人、健康教育者、护生带教者、多部门协调沟通者等多角色的复合体，在家庭集父母、子女、夫妻角色为一体。每个人在工作及家庭生活中都会面对各种压力及产生一些负面情绪，如焦虑、担心、忧愁、失望、害怕等。如果这些负面情绪不能得到及时的纾解，会对身心健康带来伤害。我们只有提高自己的心理适应和心理承受能力，才能减少负面情绪的影响，才有利于我们的身心健康。

那如何提高我们的心理适应能力及心理承受能力呢？

首先，信念合理。适度的压力可以使我们保持一种紧张感，可以提高工作业绩，可以帮助我们应对挑战、学习和成长。一个事件是否对我们产生负面情绪和行为，在于我们对这件事情的看法和认识。美国著名心理学家阿尔伯特·埃利斯是"理性情绪行为疗法"之父，他提出 ABCDE 理论（A—潜

在的不愉快事件，B—理性信念，C—理性信念的结果，D—与非理性信念辩论，E—有效的新信念）。简单地说，就是一件事情导致我们产生负面情绪，是由于我们不合理的信念造成的，这些不合理信念包括绝对化（我喜欢你，对你好，你就必须喜欢我，对我好）、以偏概全（这件事我失败了，我就是个无能者，以后也不会成功）等。例如，下面就是应用 ABCDE 理论来提高我们的适应能力的成功例子。

A（潜在的不愉快事件）：我被推选为院代表参加护理操作比赛，但一想到如果比赛失利，我就会出丑，会受到领导的批评、同事们的嘲笑。

B（理性信念）：也许我发挥不好，但那只是一次操作比赛，不会影响大家对我平时工作的评价，再说我也可能发挥得很好，得到大家的认可。

C（理性信念的结果）：一定程度的担忧可让我更加努力地练习，以期待在比赛中获得好成绩。

IB（非理性信念）：我必须在比赛中获得好成绩，不然大家会取笑我，我受不了。我真是个无用的人。

IC（非理性信念的结果）：产生严重的焦虑，以致练习时不能集中思想，甚至会逃避。因为一想到如果失利，那对我的打击太大了。

D（与非理性信念辩论）：为什么我必须绝对要在比赛中获奖呢，只是它会给我带来我想要的荣誉吗？如果我真的表现不好，大家会取笑我吗？难道在工作中也会被大家瞧不起吗？

E（有效的新信念）：如果比赛中我发挥得很好，那我很欣慰，但我认为要绝对取得好成绩是没有道理的，比赛失利了，也许有人会嘲笑我，但是大部分人会为我感到遗憾，即使有人嘲笑我，这也不是件很可怕的事，只要我在工作中继续认真努力，大家还是认可我的。推选我参加比赛，就是领导对我的认可和信任。

通过上述方法辩论后，会产生有效的新信念 E，如果你按照这个方法做，并真正相信 E，当你再失败时，你就不会感到不安了。

其次，身体好。打铁还需自身硬，抗压也要体质强，在这一点上，杜拉拉已经甩林黛玉几条街了。

平时坚持科学地进行运动，为自己制定一运动处方，规定运动种类、运动强度、运动时间、运动频率及运动注意事项。

最后，能力强。努力学习专业理论知识和技能，积极充实自己，不断提升业务水平。掌握了过硬的技术，在工作中遇到疑难危重病人，就能临危不乱，沉着冷静应对。

四、个人凝聚力与人格魅力的提升

案例导入

如果你在三个月前遇见朱护士，你看到的是一个身高中等、体型瘦小、很不起眼的年轻人，她怯怯地走到你的跟前，说话声音很小，语调平和，很少有超过两秒的目光接触。她对自己的表现很不满意，但实际上她是一个有趣的人。她有很多优点，有敏捷的思维、深刻的见解、多才多艺，而且工作很努力。如果她具备完整的人格魅力，在工作中应该已经取得了更多的成就。她给别人的第一印象就是害羞、尴尬、犹豫不决。

她工作出色，但是从来没有得到应有的关注和认可。她抱着怀疑的态度参加了魅力培训。培训一段时间后，她学会了很多有影响力、亲和力的视觉化想象技巧，并且能熟练地运用。她也学会了如何通过改变自身的姿态来增强自信，还学会了如何“感知她的脚趾”……

仅仅在一次课程之后，她就产生了巨大的变化，走路的方式不一样了，审视自己的方式不一样了，她变得更加自信了。在接下来的几周，她继续调整和完善她的姿势、声音、谈话和演讲技巧，她能够用恰当的肢体语言来表达自己。而现在，当她在会议上讲话时，大家都认真倾听，同事们都惊讶于她的变化，说“那是完全的蜕变”。

（一）个人凝聚力与人格魅力的概念

个人凝聚力是指个人对他人和集体的吸引力、把人或事物聚集到一起的能力。

人格魅力是指一个人在性格、气质、能力、道德品质等方面具有的能吸引人的力量。

1886年，在酷热的伦敦，威廉·格拉德斯通和本杰明·迪斯雷利对英国首相一职的竞争到了关键时刻，在竞选大战开始前一周，两位竞选者都曾与一位年轻的女士共进晚餐。媒体采访了这位女士，询问她对两位竞选者的印象。女士回答道："在和格拉德斯通约会时，我觉得他是全英国最聪明的人，而和迪斯雷利约会时，他会让我觉得我是全英国最聪明的人。"猜猜，最终谁赢得了大选？正是那位让对方觉得自己是最具智慧和勇气的本杰明·迪斯雷利。

一个有人格魅力和凝聚力的人会吸引别人，让别人喜欢他、信任他、追随他。有魅力的人谦虚低调，怀有谦恭之心，待人温和亲切，令人放心。当面对严厉的质疑时，他们温和地回应；当遭遇不公平的对待时，他们沉默以待；当他人试图羞辱他们时，他们能保持尊严；当他人试图激怒他们时，他们能约束自己；他们总能顺利地完成自己的任务；他们为社会做出牺牲时，总是抱着谦虚的态度，他们不会认为自己的工作有多么了不起，不会考虑自己，他们尽自己所能帮助他人。虽然他们不是完美无缺的人，但他们知道哪些事需要他们去做，而且真的去做；他们从来不说大话，从不自以为是，从不会彰显他们的与众不同和杰出成就。

（二）对人格魅力的三个误解

关于人格魅力，存在着三个误解。一是认为性格外向、左右逢源的人更具人格魅力。虽然外向者容易与人相处，但内向并不是缺陷，有时内向者更有优势。二是认为有魅力的人一定长得帅气、漂亮。美貌对提升吸引力的确有帮助，但是魅力并不等同于美貌，事实上，魅力是由内向外散发出来的。三是认为必须刻意改变自己来提升魅力。你不必为了使自己更具有魅力而强迫自己呈现某种特定个性或做违反本性的事情，但可学习一些展现人格魅力的技巧，比如如何提升眼神交流的温度、展现有魅力的肢体动作以及调整声音来吸引对方的注意力。

（三）人格魅力的提升

要想提升人格魅力，就得付出努力。有时你会觉得很困难，不自在，甚至感到气馁，但这个努力的过程会给你很多回馈，不仅让你更加了解自己，而且会转变别人对你的态度。魅力的学习包括管理自己的心境；理解和接纳自己的需求；知道哪些行为能够让人认为你具有魅力，同时学会应用这些行为。

魅力行为可以分解为三个核心元素：专注当下、具有影响力、呈现亲和力。这三个因素主要通过肢体语言、交谈、用词和行为举止呈现出来。

1. 专注当下

专注当下是其他两个元素的基础，若交谈时走神，不仅会被对方发觉，而且会让对方觉得你不可靠。当你被对方认为是一个不可靠的人时，你就很难和对方建立起信任、融洽、真诚的关系。与人交谈时保持专注，这需要不断地学习和练习。约翰·肯尼迪被称为“杰出的倾听者”，他给别人的感觉是“一直在用心听”。无论和谁互动，他卓越的倾听技能总是能够帮助他关注到对方的情绪，和对方建立深层次的情绪交流。

训练方法：请把计时器设定在一分钟，闭上眼睛，集中注意力感受以下三个方面：集中注意力去倾听周围的声音，主动、被动地接收周围的声音；集中注意力感受自己的呼吸，尝试着体会气息进入鼻腔和腹部的感受，将所有的注意力集中在你的一呼一吸上，用心去体会这个过程，把它当成你要投入全部精力去完成的事情；集中注意力感受你脚趾的感觉，这能让你的注意力流遍全身，感受到身体的存在。

如果你发现自己不能做到专心致志，有挫败感，别太自责，实际上你已经通过它提升了你的魅力指数。保持专注对每个人来说都很难，但只要我们能提升哪怕一点点的专注当下的能力，对人格魅力的提升就会有显著的效果。

2. 具有影响力

影响力是指用一种别人乐于接受的方式，影响他人的思想和行动的能力。一个人可以通过很多方式展现自己的影响力，现代社会我们要运用智慧和爱来影响别人。

3. 呈现亲和力

亲和力简单来说就是待人友善，一个人有亲和力，意味着他愿意用他的力量帮助我们。有亲和力的人一般具有如下特质：仁慈、善良、利他或愿意积极地改变这个世界。

4. 魅力行为三个核心元素的结合

只有影响力、没有亲和力的人虽然也会引人注目，但不一定会给人留下有魅力的印象，反而会给人产生一种高傲、冷漠甚至自私的印象；只有亲和力、没有影响力的人会给人一种软弱、善于讨好他人的老好人印象。

如果能将专注当下、具有影响力、呈现亲和力三个核心元素有机地结合起来，将大大提升你的人格魅力指数。

在提升个人魅力上，肢体语言比口头语言更重要，即使你的演讲技巧再好，演讲内容再深刻，如果使用了错误的肢体语言，你的人格魅力也会大打折扣。

在与人交往时，尊重对方是人际交往的基础，对人不能居高临下，颐指气使。你怎样对待别人，别人就会怎样对待你。微笑是人类最美丽的妆容。微笑时，我们应该与他人进行眼神的交流。微笑与眼神结合起来，你的沟通就成功了一半。有时候我们难免会情绪激动，这时一定要控制自己的情绪，把握说话的分寸。“良言一句三冬暖，恶语伤人六月寒。”选对话题也很重要，要从他人喜欢或感兴趣的话题着手，在交谈时可以适时地点头，表达关注与欣赏，但不能频繁地点头，那样会表现出你的不耐烦和催促。不要晃动身体，应该保持后背正直，上体前倾，让人感觉你在拉近彼此的心理距离。

现在你知道了什么是魅力，魅力就是专注当下、具有影响力、呈现亲和力。通过练习，每个人都会成为散发魅力的人。

第二节 意志力的提升

一、意志力的形式与目标意志力的形成

意志力是心理学中的一个概念，是指一个人自觉地确定目的，并根据目的来支配、调节自己的行动，克服各种困难，从而实现目的的品质。意志力通常具有如下特征。

（一）自觉性

自觉性指对自己行为的目的和意义具有明确的认识，并且使自己的行动服从于自觉确定的目的。与此相反的性格特征，则为冲动、盲目、举止轻率和独断专横等。

（二）果断性

果断性指在紧急情况下，能判明情况，做出正确的决策。与此相反的性格特征，则为武断或优柔寡断等。

（三）坚毅性

坚毅性指坚持预定的目的，百折不挠地克服困难与障碍，不怕挫折与失败，不达目的誓不罢休。与此相反的性格特征，常常表现为行动的摇摆，经不住挫折和困难，在困难面前灰心丧气，一蹶不振，在事业上一事无成。

（四）自制力

自制力指表现在支配和控制自己行动方面的性格特征，如冷静、沉着等。与此相反的性格特征，则表现为任性、懦弱和易冲动等。

意志力的表现形式多种多样：有时表现为积极的行动，有时表现为行动的保持，有时表现为行动的抑制或拒绝。

科学研究表明，意志力的形成确实有先天成分，但主要依靠后天培养训

练而提升。目标和意志力是相辅相成的两个点，树立良好的目标可以锻炼意志力，同时良好的意志力可以帮助你更好地实现目标。

二、坚忍意志力的培养与意志欠缺的对策

苏轼曾说过："古之成大事者，不唯有超世之才，亦必有坚韧不拔之志。"一个高素质的人才，除了有过人的学识之外，还必定有坚忍的意志。现实中许多人都喜欢谈论成功的秘诀，但事实上成功并没有什么秘诀，只有一个词——坚忍。坚忍是消除困难的钥匙，它可以使人成就一切事情。爱迪生曾说过，"伟大人物的明显标记就是他坚忍的意志"。如果我们能不断地强化自身韧性，勤恳地工作，那么意志力会帮助我们坚持与忍耐，直至最后取得成功。

（一）培养坚忍意志力的方法

1. 明确分解目标

目标对于行为的引导作用是显而易见的，如果没有目标，或者目标不明确，那么行为就没有指向性。

在许多情况下，将单一的大目标分解成许多小目标，不失为一种好办法。另外，目标应该具体、明确，如"我打算每天早晨步行 40 分钟""我计划一周中二、四、六的晚上读一个小时的书"。目标切忌不可模棱两可。如"我打算多进行一些体育锻炼""我计划多读一点书"，这种目标执行起来困难，我们也很难用量化标准来衡量目标是否达成。

2. 下定决心坚持到底

"有志者事竟成""水滴石穿""只要功夫深，铁杵磨成针"，这些名言名句都含有与困难做斗争并且将其克服的意思。戴尔·卡耐基说过：要是一个人，能充满信心地朝他理想的方向去做，下定决心过他想过的生活，他就一定会取得意外的成功。放眼古今，每一个成功者身上都闪耀着"毅力"的光辉。范仲淹从小丧父，尽管这样，他仍旧艰苦读书，不放过任何一个学习的机会，最终成为中国有名的文学家。张海迪高位截瘫，仍然以惊人的毅力学会了 4 门外语，并成功地翻译了十几本海外著作。无数的案例表明，只要

我们坚持不懈，终会有所成就。

3. 运用积极的心理暗示

当你不断听到别人的夸赞时，你会变得非常快乐，会更积极地投入，你的能力也会不断地提高。很大程度上我们的行为和情绪都会受到别人潜移默化的影响，这就是心理暗示的力量。积极的、反复的心理暗示可以带给你正能量，会让你的情绪随之积极起来，你的意志力也会随之增强。当反复运用这种暗示，你的潜意识里就会接受这种观点，事实也会向你所期待的那样发展。因此，我们最好把积极的、反复的心理暗示变成习惯！这就是潜意识的力量。多肯定自己，多给自己好的心理暗示，你将会有三个显著变化：更自信，更快乐，更有意志力！

4. 学会权衡利弊

当意志力遇到考验时，我们可以通过权衡利弊的方式，从短期损失、短期收获、长期损失、长期收获四个方面进行分析、比较，选择对自己远期比较有利的做法，这个分析、比较的过程是一个理性思考的过程，我们称之为“理性意志”。很多人做事都会被短期损失所蒙蔽，没有看到坚持后的长期收获，往往还没开始执行就已经放弃目标。

5. 改变意识焦点

无论你准备得多么充分，你在做任何事情的时候总会遇到意想不到的困难。你想完成的计划越长远，你的目标越远大，你遇到的困难会越多，而你需要意志力支撑的力度也越强。你无法改变那些困难，因为它们客观存在，只要你去工作，你就会遇到这些难题，这并不以你的意志而转变。你唯一能做的就是改变你自己，不断战胜困难，就像蜘蛛侠每次都能击败各种“科学怪人”那样。当我们遇到困难，坚持不住，想要中途下车时，不妨问一问自己，换个方式思考问题，把“为什么”变为“我要怎样”，将消极埋怨化为积极引导，来纠正意识焦点，以解决问题。

6. 学会自律

达尔文在《人类的起源》里写道：“当我们认识到应该控制自己思想的时候，便是道德修养达到最高阶段的时候。”《少有人走的路》这本书的作者派克认为，解决人生问题的首要方案乃是自律，缺少了这一环，你不可能解决任何麻烦和困难。所谓自律，是以积极而主动的态度，去解决人生痛苦的重要原则，主要包括四个方面：推迟满足感、承担责任、尊重事实、保持平衡。自律远比我们所理解的坚持、每天完成该做的事要复杂得多。倘若我们可以不断地将自身的意志力激发出来，那么生活定将越来越美满。

7. 改变拖延的习惯

一个人最大的敌人其实就是自己。很多时候你会发现，总有两种思想在控制着自己。一种是理性的，在提醒你什么是对的，应该做什么；一种就是你心里的懒惰、恐惧、放纵……在做决策的时候，这两种思想常常做斗争，最后胜利的往往是后者。很多人都有拖延症。拖延是人性的一种弱点，它在生活中不仅强大而且令人讨厌。如果每当你遇到糟糕的情况，你总是说，“我应该做它，但现在开始做已经晚了”，那么，你的“拖延”误区的形成则不能归咎于外在力量的影响，它完全是由你自己的因素造成的。想法是一瞬间从人的脑海中跃出的，这些想法刚出现的时候是很完整的，但有着拖延恶习的人迟迟不去执行，而是留待将来再去做。其实，这些人都是缺乏意志力的弱者。而那些有能力并且意志坚强的人，往往趁着热情最高的时候就去把理想付诸实施。无论何时，我们不要做“思想上的巨人、行动上的矮子”。

8. 树立意志力榜样

我们个人的选择在很大程度上会受他人想法、意愿和行为的影响，这种社会影响经常给我们带来麻烦。我们要选择意志力榜样，努力向他学习，使自己成为一个具有顽强意志力的人。

9. 取消舒适区

舒适区和借口有些相似，就是“心理许可”，这是一种心理行为，它约束着人们的意志力水平。有时候，你会给你的意志力发放“心理许可”，让它暂时“冬眠一会儿”。这个时候，你就开始失去自控力了。那些外界的诱惑，是蒙蔽你意志力的毒药，如果你不想因为这种默认的“许可”而降低自己的意志力水准，让自己变得毫无自控力，那么你最好从根本上切断诱惑源，专心地做自己应该做的事情。同时找一位知己，做自己的监督人，以便能及时提醒自己。

10. 做正向情绪的受益者

实践证明，积极向上的情绪状态，使人心情开朗，精力充沛，对生活充满热情和信心，容易获得成功。好的情绪对意志力有正向作用。

当你情绪很好的时候，人际关系会变得很好；当你情绪不好的时候，会影响你正常的人际交往。要想取得成功，我们应该学会调整自己的情绪。

（二）意志欠缺的对策

意志欠缺表现为对任何活动都缺乏动机、要求，生活、工作完全处于被动状态，处处需要别人督促和管理，对未来没有明确的目标，缺乏应有的主动性和积极性，个人生活方面也变得懒散、孤僻，遇到困难容易退缩，与周围环境不相协调，表现为坚持力不足。

当你对生活中的某些事物、理念、目标满怀热情时，为它付出努力的强烈意愿将驱使你采取行动，完善自我，实现目标。热情是提升意志力的一剂良药。一个对生活丧失热情的人，他对身边许多事情都失去兴趣，得过且过，缺少为某个目标而努力的动力。那么，若我们欠缺意志怎么办？

一是杜绝自我否定，相信量变可以促成质变。对生活欠缺目标、对未来茫然的人，多半甘于现状、不愿改变和自信心不足，没有追求新事物的勇气。持消极观念，认为要做的事很难，即使做了，也不一定会取得成功。这种观念是对自我意志力的不信任，它会让人把焦点放在“自我否定，坐等失败”的预期上，导致你忽略许多促成改变的小行为。

二是设定简单的小目标，逐步增强对自我意志力的信心。要想对生活恢复热情，并让内心快乐与充实，试着替自己设立某些可以让你产生动力与活力的目标。一开始从简单可行的、自己有兴趣的小目标做起，并定下目标完成的时间以及完成目标后的自我奖励。通过完成许多小目标的愉悦经验，可以增强人们设立目标、完成目标的信心，同时也能逐步磨炼意志力。

三是冥想运动。运动是增加意志力的一个很好的方式，比如很多人说要减肥，但不能坚持运动，这也是意志力弱的一个表现。运动可以让人行动力更加迅速果断，对于自我的控制也会更好。冥想运动，是一种新运动形式，这种运动受佛教思想的启发，鼓励参与者专注于“当下”，能减少压力，提高生活质量。

有人说，学识可以决定一个人生命的广度，意志可以决定一个人生命的长度。意志力的培养不是一朝一夕就能实现的，这需要一个长期的过程。长跑的目的不在于你能够跑多长，而在于它是否能够帮助你养成坚强的意志力。因此，训练的标准不是我非要跑多远的路程，而是我要坚持多长时间。只要你能够长期坚持下来，就能够帮助你培养坚忍的意志力。

第三节　情感能力与幸福感指数的提升

一、情感能力的培养

情感是人的需要是否得到满足时所产生的一种内心体验。它是一种比较高级、复杂的情绪，与人的社会需要相联系。当客观事物能满足人的社会需要时，就会引起积极、肯定的情感，相反则为消极、否定的情感。

情感能力是一种以情感体验为基础，通过学习而形成的综合能力，它要求对情绪反应敏感，对自己能正确地估价，理解他人需求，善于换位思考，有耐心，等等。

情感能力包括自我意识、自我约束、自我激励、社交技能、社会意识五个组成部分。它是一种洞察自己和他人情感、自我激励、自我管理及处理人际关系的综合能力。国内外大量研究表明，良好的情绪能增强人体对疾病的抵抗力并促进身体康复。

随着现代医学的发展，人们的健康观念有了很大的变化，社会对护理人员的期望值也越来越高。为提高护理专业水平，推动护理科学发展，达到能优质地为人民服务的要求，医院管理者不仅要培养护理人员的专业素质，更重要的是培养护理人员高水平的情感能力。美国医生辛德勒曾在《天天都过好日子》一书中说："每个人体内都有人所共知的最有助于身体健康的力量——就是良好情绪的力量。"护理的目的是通过护理过程帮助患者获得自身内部的高度协调，由此提高自我认识水平、自我治愈或获得对生活中所发生事件意义的洞察力。其所提出的十个照顾性因素都是决定护理人员能否与病人建立帮助、信任的关系。要建立护患间的帮助、信任关系，美国企业家沃尔森说明了护理人员应需要的特征：一致、移情和热情。一致意味着护理人员在与病人的互动中表现得真实而不虚伪，其行动是公开的和诚实的；移情则指护理人员努力进入另一个人的世界，可使护理人员更容易接受和理解病人的感受；热情是对另一个人的积极接受，通常以开放的体态、语言、触摸和声调来表达。护理就在于帮助患者提高生活质量，获得最大限度的幸福，并且产生一种活着真好的感受。从心理学、护理理论和护理实践的观点，都说明了护理人员的情感能力可高度影响其实践能力，从而影响护理质量。

（一）职业情感的培养

职业情感是指人们对自己所从事的职业所具有的稳定的态度和体验。它包括：适度把握自己的情绪，善于感知他人的情绪。护理人员一旦上岗，即要站在患者的立场上，应换位思考，感受患者的情绪变化，如孤独、厌烦、缺乏自信、自我形象否定等，注重与患者的交流过程，让患者加入为其制订护理计划的过程中，让他们感到更多的尊重与被关注。有强烈职业情感的人，能够从内心产生一种对自己所从事职业的需求意识和深刻理解，因而无限热爱自己的职业和岗位。当前我国护理队伍并不稳定，尤其大专以上的护理人员流失严重。个中原因除了与某些社会因素有关外，最重要的是与护理人员对护理职业所持的情感和态度有密切关系。因此，重视护理情感教育，对培养护理人员积极稳定的职业态度，稳定护理人员队伍，提高临床护理工作质量有着非常重要的意义。在护理人员上岗前的岗前培训，不仅要培训专业技术、专业知识，更重要的要培训护理人员爱岗敬业、积极向上的工作态度和培养其对护理事业的职业认同感。医院及科室经常组织一些激励护理人员工作热情的活动，如举办护理知识竞赛和操作比赛，定时开展维护护理人员心理的讲座，学习优秀护理人员的感人事迹，感受神圣的护理人员授帽仪式以及南丁格尔奖章获得者的风采，等等，使各级护理人员热衷于护理专业并产生浓厚的兴趣。只有喜欢护理专业，护理人员才会有高昂的工作热情、强烈的工作责任心、良好的职业态度和职业道德。

（二）引导护理人员学会把握自己的情绪，以良好的情绪面对工作

1. 培养护理人员的自我觉察能力

自我觉察能力是基本的情感能力，是指我们调整工作表现，把握失控情绪，保持进取心的能力，是调适自己的情绪以便与周围环境相协调的能力，是培养和发展领导艺术、团队合作等有关社会技能所需的能力。临床工作中，护理人员首先要了解自己的性格特征、自己性格中的优点与不足；经常想一想自己情绪改变的原因、时间；思考情绪变化导致的言行是否得体；等等。思考这些问题就是对自己情感能力的自我评价、自我训练。如果能长期坚持，不知不觉中心理素质就会得到改善，情商就会有所提升。在认识自我情绪的基础上，护理人员还要学会控制或把握自己的情绪，学会自我安抚、自我调节的方法，寻找合适的压力释放渠道，提高自己对失败、挫折的承受能力。

2. 培养护理人员的自我调控能力

自我调控能力是自我意识的重要成分，它是个人对自身的心理和行为的主动掌握，是个体自觉地选择目标，在没有外界监督的情况下，适当地控制、调节自己的行为，抑制冲动，抵制诱惑，延迟满足，坚持不懈地保证目标实现的一种综合能力，表现在认知、情感、行为等方面。护理人员工作压力大，工作时间长，要学会自我疏导、自我调节，及时调整心态。

（1）要正确地评价自己。要实事求是地评价自己，客观地了解自己的心理状态，是否常因遇到不顺心的事而想不通？是否常和同事进行横向比较，从而产生自卑感、嫉妒心？如是，须警惕，不然久虑则病起。另外，应以大多数人的评价为参照标准，大多数人对你评价不错，说明大家是接受你的，反之就要冷静地反思自己了。

（2）建立良好的人际关系。这是搞好工作、促进心理健康的重要措施。

除了与家庭成员、患者处理好关系外，还要与领导和同事保持民主平等的关系，这是形成融洽、和谐人际关系的重要保证。护理人员有什么问题，要及时和领导交流，也应设身处地为领导考虑，凡事要从多个角度考虑，这样，心理自然就平衡了。

（3）培养广泛的兴趣爱好。培养多种兴趣爱好，不但能丰富护理人员的业余生活，提高自身修养，改善心理状态，增强自信心，而且更有利于工作的开展。

（4）保持平和的心态。遇到困难时要学会解脱，可暂时回避矛盾，这不失为一种减轻压力的有效方法。例如，在工作中不要求胜心切，对自己要求不要过高；要学会放松自己，当感到不胜负荷时，要善于向他人倾诉。

（5）合理饮食，适当运动。在护理好病人的同时，要照顾好自己，注意补充营养素，适当运动，拥有一个健康的身体，保持充沛的精力。

3. 正确运用情绪感染力

人的情绪是有感染力的，包括喜怒哀乐在内的所有情绪都可以在极短的时间内从一个人身上“感染”给另一个人。良好的情绪，有助于推进人际关系的发展，提高办事效率；不良的情绪，会影响工作氛围和人际关系，影响办事效率。护理工作琐碎，工作量大，工作紧张，有些护理人员会产生不耐烦、焦躁的不良情绪，甚至将此不良情绪转嫁于患者、同事、家人，从而引起不必要的纠纷；而有些护理人员工作时总是精神饱满，全身心地投入，用自己良好的情绪和高昂的工作热情赢得了患者、同事的一致好评。我们要及时认识到自己的情绪，控制不良情绪，改变工作态度，力求改善护患、同事及家庭的关系。每天为自己加油，告诉自己“我是最棒的”，努力让自己乐观、开朗起来。当遇到气愤之事时，不会勃然大怒；当遇到紧急之事时，不会慌乱。始终能把握自己的情绪，以愉快的心境面对工作，从而带动患者积极乐观向上，有利于患者更好地康复身体。

4. 恰当地宣泄情感

案例导入

最近有一段名为《白大褂下的五彩人生》的视频在抖音上大火，云南省某医院急诊ICU的护理人员郭某在视频里展现了自己阳光的一面。该视频短短数天播放量超过了几十万次。在视频里，郭某化为动感十足的舞者，与工作中安静的状态反差极大。不少网友留言说，“她活出了护理人员羡慕的样子”“真的很敬佩，工作生活配合得很完美”。也有人疑问：“ICU护理人员那么累，为什么我下班后什么事都不想干?”对此，郭某说，一来爱好健美操，二来在医院工作25年，大部分时间都待在急诊重症病房，封闭的ICU病房给自己带来了巨大的压力，而这份负面的情感与压力，她不愿带给家人，更不想传递给患者。健身操让她缓解了大部分的压力，从而以更加饱满的热情拥抱生活。郭某善于宣泄情感，通过自己喜欢的事情来转移工作、生活中的不良情绪，47岁的她不仅是一名深受患者喜爱的优秀护理人员，更是一名拥有马甲线和天鹅颈的活力“少女”。

护理领导者要深切了解护理人员的情感需要与心理承受能力，帮助护理人员进行适当的情感宣泄，释放压力。

（三）感知、理解患者情绪，并具有同理心

案例导入

某医院血透室的一位护理人员发现一位50多岁的男性透析患者的血压最近一直比较低，治疗后效果不理想，她通过与患者聊家常的方法，得知患者担心血压太低，生命即将走到尽头，影响家人正常生活，甚至影响女儿找对象。护理人员鼓励患者，只要控制饮食，管理好血压和体重，有规律地透析，就一定能好好生活，不给家人带来负担，并耐心和患者寻找血压变化的规律和引起变化的心理因素。在大家的共同努力下，该患者最终控制好了血压，患者也比以前更加配合做透析治疗，增添了战胜疾病的信心。

感知患者的情绪，有意识地接纳、关注患者，以一种尊重、重视的态度去倾听、观察患者，并与之沟通。这不仅有利于护理人员观察患者病情的动态信息，更有利于减少护患纠纷。

同理心即移情能力，是指站在当事人的角度和位置上，客观地理解当事人的内心感受，且把这种理解传达给当事人的一种沟通交流方式。要设身处地地感受他人的情感，给予他人情感帮助，获得他人的认可与感动；加强自身的情感约束，为对方着想，促进双方感情及相互交流。实时的移情，传达了尊重和友善的信息，使双方交往时能更坦率真诚、更推心置腹，很大程度上避免了人与人之间的误解、冲突。

护理人员要有同理心，有意识地将自己放到患者的位置上，以患者的角度去思考、理解所发生的各种事情，设身处地地想象患者的处境并感受患者的喜怒哀乐。

善解人意是护理人员必备的素质，在工作中，护理人员若不为患者所想，又如何为患者解决问题呢。我们可以通过组织患者、家属、护理人员的角色扮演，让每位护理人员都能亲身体会患者和患者家属的情绪来源；通过优秀护理人员的现身说法，让大家感受护患之间如何进行积极有效的沟通；针对某一特定案例，组织情境讨论，从而引发个人情绪反应和情感体验。当患者或家属出现不良情绪时，我们能够从整体看问题，设法弄清缘由，体察患者真正的情绪，以便为患者解决问题。

二、幸福感指数的提升

你幸福吗？你是不是每天早晨睁开眼睛看见美丽的天花板，呼吸新鲜的空气，看着镜子里美美的自己，你会默默地说：美好的一天开始了？幸福的感觉来自每个人内心的真实感受，对于天真的孩童，幸福也许是一件心爱的玩具；对于鹤发老人，幸福则是子女的陪伴；孑然一身的人，幸福也许是偶遇到的知音；奔忙于交际应酬的人，幸福是那份能够独处的片刻宁静……

幸福感是指人类基于自身的满足感与安全感而主观产生的一系列欣喜与愉悦的情绪。幸福感是一种心理体验，表现为在生活满意度基础上产生的一种积极的心理体验。而幸福感指数，就是衡量这种感受具体程度的主观指标数值。“幸福感指数”的概念起源于30多年前，最早是由不丹国王提出并付诸实践的。20多年来，在人均GDP仅为700多美元的南亚小国不丹，国民总体幸福感指数较高，“不丹模式”引起了世界的关注。

调查发现，小城市人的幸福感指数普遍要高于大城市人的幸福感指数。江苏、四川、福建和重庆四个省市居民的幸福感指数较高，有一半的家庭表示他们对家庭生活感到满意，而住在北京、上海、深圳等大城市的人却不这么认为。

有这么一个小故事，小猪问猪妈妈：“妈妈，幸福在哪里?”猪妈妈告诉小猪：“幸福在你的尾巴上。”小猪听后，每天都在想方设法咬自己的尾巴。一天，小猪问妈妈：“妈妈，幸福真在尾巴上吗?为什么我总抓不到它?”猪妈妈笑着说道：“幸福在你的尾巴上，你每天快乐地生活着，它就幸福地跟在你的身后和你前行。”幸福不是靠抓住才能得到，它尾随在你快乐生活的背后。

在一部名为《求求你表扬我》的电影中，范伟讲了以下一段台词来阐述幸福感：幸福就是我要上厕所，发现只有一个坑，而你蹲那里了，你就比我幸福。这话平实、悠厚、真实。其实幸福出自心灵，只要知足就会快乐。

浙江省肿瘤医院花了大半年的时间对全院护理人员的工作状况进行了全面调查，数据显示83%的护理人员感到工作压力大，87.6%的护理人员表示工作疲惫不堪，79%的护理人员觉得时间不够用，护理人员虽身为白衣天使，但幸福感指数却偏低。

护理人员是职业病和亚健康的典型人群，护理人员的心理健康问题长期以来得不到社会、单位的足够重视。护理人员工作压力大，幸福感指数偏低，会直接导致工作效率降低，工作满意度降低，也使护患关系不和谐。因此，我们必须正视存在的问题，提高护理人员的幸福感指数。

要提升护理人员的幸福感指数，我们可以从以下几方面努力。

1. 学会感恩

生活中并不是所有的事情都能够向着好的方面发展，也并不是所有的事情都能够达到预期的效果，是从此消沉、萎靡不振？还是对生活满怀感恩，跌倒了再爬起来？英国作者萨克雷说："生活就是一面镜子，你笑，它也笑；你哭，它也哭。"你感恩生活，生活将赐予你灿烂的阳光；你不感恩，只知一味地怨天尤人，最终可能一无所有！感恩，让我们在失败时看到差距，在不幸时得到慰藉，获得温暖，激发我们挑战困难的勇气，进而获得前进的动力。

2. 学会知足

知足者常乐，一个永远贪婪的人是不可能感受到幸福的，千万不要去过度地追求一些根本不存在或者自己再努力也无法达到的事情，那样只会让自己活得更痛苦、更累。学会知足，珍惜当下拥有的。

3. 学会阅读

阅读是运用语言文学来获取信息、认识世界、发展思维并获得审美体验的活动。阅读是一种主动的过程，是由阅读者根据不同目的加以调整的，可陶冶人们的情操，提升自我修养。阅读可以改变思想，甚至可以改变命运。面对坎坷曲折的人生道路，阅读便是最好的润滑剂。阅读可以荡涤浮躁的尘埃污秽，营造超凡脱俗的娴静氛围，阅读可以提升个人的气质、品味。

4. 珍惜亲情、友情

真正的亲朋挚友，无论我们是身处顺境还是身处逆境，他们总陪伴在我们身边，让我们能一伸手便触摸到幸福。当你登上成功之巅时，他们会为你喝彩；当你失意落寞时，他们会给予诚挚的鼓励与温暖的拥抱。

5. 多去旅游

白岩松曾就现代人过分依赖手机谈过他的看法，"我很欣赏一句话，世界上最昂贵的东西都是免费的。手机上那些东西看似免费，实际上耗费了你宝贵的时间”。

什么是世界上最昂贵的东西？初春惊蛰时分，河水破冰的壮观景象；炎夏烈阳下，大海奔涌的阵阵涛声；秋日暖阳里，湖泊泛起的温柔涟漪；冬季中冰面上的皑皑积雪——放下手机，奔向大自然吧，观赏四季变换的景致，体会一草一木的生活气息，这何尝不是昂贵的幸福。

最后，送给大家一份幸福指南。

（1）不要和别人攀比，以此判定自己的价值，正因我们彼此有别，所以每个人才显得特别。

（2）不要以别人看重的标准设定自己的目标，只有你自己知道什么最适合你。

（3）不要将亲朋的付出视若当然，牢牢把握他们，如同对待你的生命。

（4）不要因为沉湎过去或憧憬未来而使生命从指缝中溜走，过好今天，把握此刻，珍惜生命的每一天。

（5）每天给自己一个希望，努力做好自己，不为明天烦恼，不为昨天叹息，当梦想还在，告诉自己：努力，就能遇见更好的自己。

（6）幸福就像你身后的影子，你追不到，但是只要你往前走，它就会一直跟随着你。

第八章

护理人员身心健康的密码

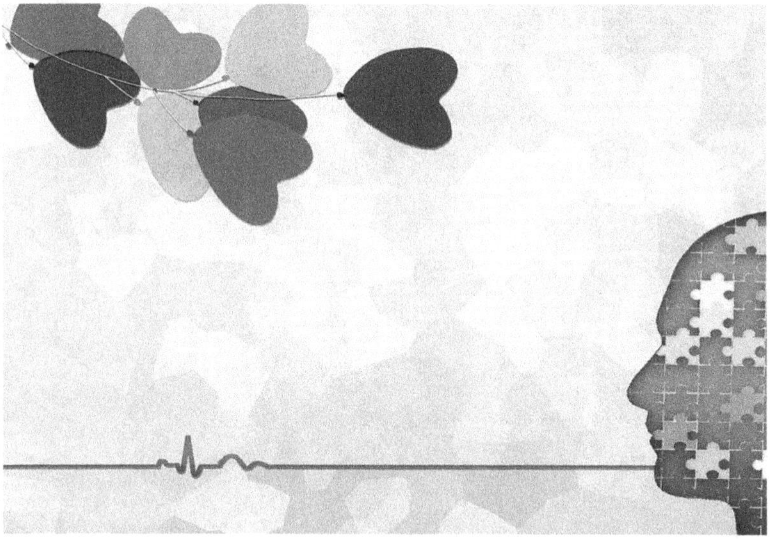

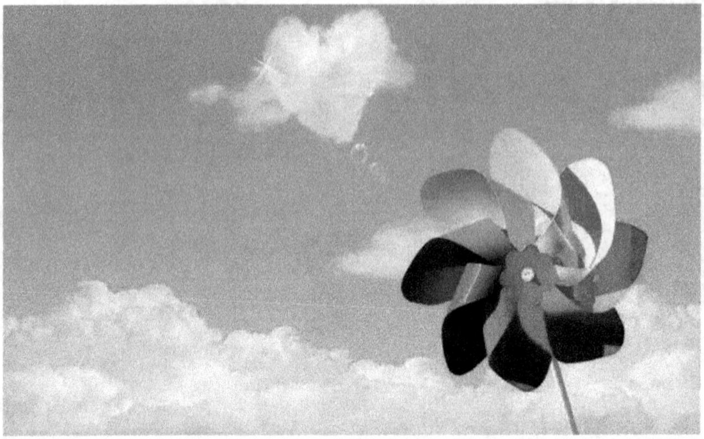

第一节 护理人员身心健康水平的提升

一、身心健康的标准

常言道，“身体是革命的本钱”，世界卫生组织定义的健康，不仅指没有躯体上的疾病，还要有完美的生理、心理状态和社会适应能力。看一个人健康与否，我们往往习惯用血压、血糖等数值的高低来衡量。其实，速度也是一个非常简便易行的衡量标准。世界卫生组织曾提出用“五快三良”标准来衡量一个人的身心健康状况。“五快”指的是食得快、睡得快、便得快、说得快、走得快；“三良”指的是良好的个性、处事能力和人际关系。

（一）五快

1. 食得快

食得快并不是指吃饭时狼吞虎咽，而是胃口好，有食欲，不挑食。因为胃口好坏与胃肠道系统关系密切，如果老是没胃口，吃什么都不香，很可能肠胃不好，消化吸收功能不行。

建议：牢记“淡、杂、鲜、粗”饮食四字诀。这是江苏省如皋市、广西巴马瑶族自治县等长寿之乡共同的饮食特点。“淡”指饮食清淡，少盐少油；“杂”指各种各样的食物都要吃，每天最好吃5份以上蔬果；“鲜”指要多吃新鲜的营养素未被破坏的食物；“粗”指粗细粮搭配吃，营养更全面。

2. 睡得快

躺下15分钟即入睡。好睡眠有4个标准：躺下15分钟就睡着、睡时不被噩梦惊醒、起夜不超过两次、第二天醒后精神焕发。睡得又快又好说明中枢神经系统的兴奋、抑制功能正常，身体免疫力正常。

建议：做到“二要三不要”。要适应人体生物钟，即按时睡觉，要保持宁静的心情；晚饭不要吃得太多或太晚，睡前两小时不要做剧烈运动，睡前不要喝咖啡、茶。此外，睡前散步、听音乐等也有助于睡眠。

3. 便得快

大便时间3～10分钟。小便、大便与一个人的排毒能力有关，如果大便不顺畅，毒素就可能积攒在体内。一般来讲，每次大便时间3～10分钟属正常，老年人可适当长些。有大小便障碍的人，患结肠癌的概率较高。

建议：每天早起喝一杯水，养成晨起定时排便的规律；多吃富含膳食纤维的蔬菜水果，每天保证6～8杯水。需要提醒的是，有心脑血管疾病的中老年人，排大便时切忌求快、用力过猛，否则可能诱发心梗，甚至出现生命危险。护理人员由于工作的性质，便秘的发生率挺高，建议每天喝适量蜂蜜，按时就餐。

4. 说得快

说话流利准确。说话能反映大脑的健康程度，说话流利、表达正确、符合逻辑，表明一个人精力充沛，头脑清醒。

建议：退休后的老年朋友，应“退而不休”，多阅读书报，出去聊聊天、下下棋、唱唱歌、跳跳舞等，多培养一些兴趣爱好，多与人交流、沟通。

5. 走得快

走得快具体指行动自如、身体敏捷、反应迅速，说明躯体和四肢状况良好。美国科学家研究发现，一次能步行约400米的老人，身体更健康，且走路速度越快，寿命越长。走路能反映关节、韧带、肌肉等健康与否，还与大脑功能有一定关系。走路时身体左右摇晃，无法走成直线，没走多远腿就疼痛，说明身体出现了问题。

建议：走路是最佳的运动方式之一，变着花样走路更养生。例如，快走能降低血糖、减少中风的发病率；走走跑跑更有助于脂肪燃烧；踮着脚走能护肾；甩手大步走不容易驼背；等等。

（二）三良

北京朝阳医院沈雁英教授说，在心理健康方面，“三良”也有具体的标准。一个人性格温和、意志坚强、心境乐观、坦荡，才算有“良好的个性”；能做到观察问题客观现实、自控能力强、能应对突发及复杂环境，才能说拥有“良好的处事能力”；一个人不吹毛求疵、不过分计较、与人为善，才称得上有“良好的人际关系”。

二、影响寿命及健康的因素

（一）影响寿命的因素

人的自然寿命是根据生物学的规律推算出来的，人的个体寿命很少有达到自然寿命的界限，而一般人的个体寿命又是千差万别，各不一样。那么，人的寿命究竟与哪些因素有关呢？世界上许多医学家、生物学家、哲学家以及其他学科的研究人员，都在致力于这个伟大课题的研究，并且已经取得了相当可观的成果。就总体来说，与人的寿命有关的因素，不外乎先天性（内因）和后天性（外因）两方面。多数学者认为寿命与遗传、性别、性格、疾病、生活环境、生活方式（诸如饮食、营养、运动、爱好）等因素有关。我们要积极创造对健康长寿有利的因素，克服不利的因素，争取健康长寿。

科学家研究认为，人的生理寿命是100～160岁。但是，有诸多因素影响生理寿命，下面是10个最重要的相关因素。

1. 体质

强壮的人不一定比体弱多病者长寿，这是因为体弱多病者对某些病有一定的抗病能力，而且了解自身薄弱环节，平时注重保养；而强壮的人往往容易忽视身体的变化，对小病不屑一顾，以为靠自身的免疫力能战胜疾病，平时不能做到劳逸结合。比如临床上高血压患者，追问家属病史，家属都说：“平时身体特别好，从来没有生过病！”由于不吃或不规律服用降压药，最终导致脑出血。

2. 婚姻

已婚、夫妻恩爱者，寿命长；而未婚、离婚独居者，寿命相对短些。

3. 性生活

性压抑对寿命有影响，但是无节制的性放纵同样会影响寿命。所以，只有保持正常的有节制的性生活，才能提高机体免疫功能，有利健康长寿。

4. 睡眠

平均每晚睡 7 ~8 小时的人，寿命最长；而睡眠不足 4 小时的人，寿命最短，比如经常有年轻人熬夜猝死的报道。

5. 社交

社会交往广泛的人，寿命长；而性情孤僻、不喜社交的人，寿命相对短些。

6. 仪表

仪容仪表是一个人的精神面貌和内在气质的外在表现，一个热爱生活、富于理想、工作作风严谨的人，应当是注重仪容仪表的。仪表端庄大方、整齐美观，体现了一个人自信、热情、向上的精神风貌，它可在心理上产生积极的情感，对健康长寿有利。

7. 情绪

开朗乐观者长寿，而情绪忧郁者短寿。

8. 性格

B 型性格者（悠闲不好强、温和平静、从容不迫、深思熟虑、不慕功名）长寿；A 型性格者（急躁易怒、缺乏耐心、节奏快、竞争心理强）寿命相对短些。

9. 体型

矮个者长寿，高个者寿命相对短些，这可能与新陈代谢有关。科学研究表明，机体的基础代谢与体表面积成正比，而体表面积与身高成正比，身高每增加 5%，体表面积增加 10%，则身体需要多消耗 20% 的能量。矮个子体表面积相对较小，日常的能量消耗较少，所需的营养物质较少，身体的耐受力较强。

10. 饮食

营养全面又不过饱者长寿，缺乏营养或不节制饮食者寿命相对短些。

（二）影响健康的因素

每年的 4 月 7 日是世界卫生日，以纪念世界卫生组织的成立。2018 年，世界卫生组织把目光投向了人人享有健康的概念，并将主题定为“全民健康覆盖：每一个人，每一个地方”，口号确定为“人人享有卫生保健”，旨在增进所有人的健康，确保人人都能获得基本的良好的卫生服务。

我国卫生健康委员会将主题定为“完善全民健康覆盖，共建共享健康中国”。我们每个人，从自己做起，将健康融入生活、融入家庭、融入社会，汇聚成“完善全民健康覆盖、共建共享健康中国”的强大合力，为实现中华民族伟大复兴的中国梦打下坚实的健康基础。

接下来我们谈谈影响健康的因素有哪些?

1. 健康与行为和生活方式有关

（1）行为因素对健康的影响。

行为是影响健康的重要因素，几乎所有影响健康因素的作用都与行为有关。例如，吸烟与肺癌、慢性阻塞性肺病、缺血性心脏病及其他心血管疾病密切相关。又如酗酒、吸毒、婚外性行为等不良行为也严重危害人类健康。所以说，我们要对自己的行为负责任。

（2）生活方式对健康的影响。

近些年来不良的生活方式和行为导致了慢性非传染性疾病及性病、艾滋病的迅速增加。近年来我国恶性肿瘤、脑血管病和心血管病已占总死亡原因的61%。

据有关方面调查，只要有效地控制行为危险因素，如不合理饮食、缺乏体育锻炼、吸烟、酗酒和滥用药物等，就能减少40% ~70%的早死、1/3的急性残疾、2/3的慢性残疾。

2. 生物学因素

据调查，目前全国出生婴儿缺陷总发生率约5.6%，其中严重智力低下者每年有200万人。遗传还与高血压、糖尿病、肿瘤等疾病的发生有关。

3. 环境因素

正所谓“一方水土养一方人”，强调人体与自然环境和社会环境的统一，强调健康、环境与人类发展问题不可分割。

（1）自然环境。保持自然环境与人类的和谐，对维护、促进健康有着十分重要的意义。若破坏了人与自然的和谐，人类社会就会遭到大自然的报复。例如，乱砍滥伐造成山体滑坡、泥石流；水土中缺乏“碘”，人就会患大脖子病；工业污水处理不当，污水横流，就会对当地老百姓健康造成很大的影响。

（2）社会环境。包括社会制度、法律、经济、文化、教育、人口、民族、职业等，社会制度确定了与健康相关的政策、法律、法规等。

4. 卫生医疗服务

卫生医疗服务指社会卫生医疗设施和制度的完善状况。

影响健康的四个因素中，环境因素起重要作用，其次为行为和生活方式、卫生医疗服务，生物学因素影响虽小，但一旦出现遗传病，则不可逆转。这四个因素彼此又有相互依存的关系。

三、养生的方法

养生是指根据人的生命过程规律主动进行物质与精神的身心养护活动，是人们追求健康长寿的一种方法，与每个人都息息相关。我们不应把养生当成一件特殊的事情或一个口号，而应把养生的观念融入生活、工作中。让我们不仅少生病，而且具备积极乐观的精神状态和良好的社会适应能力，以达到真正的身心健康。

生活是由每天的起居、饮食、运动、心态组成的，养生也应该从这些方面入手。

我们经常从各种媒体上看到或从中医大夫口中听到“起居有常”这个词，讲的就是人的起居活动要与四季气候变化的节律相一致，也就是《黄帝内经》上所提倡的养生观念——“天人合一，顺应四时”。

（一）一年的养生规律

一年中，四季气候呈现出春“温”、夏“热”、秋“凉”、冬“寒”的规律变化，因此自然界万物便呈现出“春生”“夏长”“秋收”“冬藏”的规律。春、夏属阳，万物处于“生”“长”的阶段，人体应调养人身之阳，以顺应自然界生长之势；秋、冬属阴，万物处于“收”“藏”的阶段，人体应调养人身之阴，以顺应自然界收藏之势。

春天是“百草回生，百病易发”的季节，各种细菌、病毒随之生长繁殖，再加上春寒，人体很容易患上呼吸道疾病，所以要适时增减衣服，遵循“春捂”的原则。同时要经常开窗通风，保持室内空气流通、新鲜。

春季人们应起床早些，睡觉晚些，起床后到户外散散步，可使精神愉悦，以适应春天的生发之气。

中医认为，“肝”“春”同属“木”，因此，春季要注意保肝。怒是养生大忌，因为怒伤肝，肝气上逆，导致心跳加快、血压升高，轻则让人头昏脑涨，重则诱发心、脑血管疾病等严重后果，因此要戒怒。

《三国演义》中的周瑜，是一位文武双全的天才，但特别爱生气，诸葛亮抓住其致命弱点“三气周瑜”，使其在关键时刻吐血身亡。

后人都觉得可惜、天妒英才，这难道与他不能很好地控制自己的情绪、道德修养不够以致暴怒没有关系吗？在我们的日常生活中，怒肯定不都会导致如此严重后果，但戒怒有利于保养我们的肝脏，从而有益身心健康。

夏天气候炎热，需起床早些，睡觉晚些，中午小睡一会，可使精神饱满，以顺应自然界夏长之气。

中医认为，“心”“夏”同属火。夏季要重点养心，不可过喜。

范进中举的故事，大家应该都非常熟悉，屡试不第的范进50多岁时终于考中举人，如此高兴的事，怎么就疯了呢？疯的原因是范进喜过了头，这是中医所谓的“过喜伤心”，“过喜”使心火过旺，痰迷心窍而疯。

可能你会疑问，高兴还有错？当然没有，但要保持平和的心态，不能喜过了头，这样才能保护好我们的心脏。

夏日炎热，人体非常容易大汗，而大汗会耗伤心气，故需避免大汗淋漓以养阳。

秋天气候干燥，宜早睡早起，以养护体内的阴气。天气由热转凉，增加衣服不要过快，应遵循“秋冻”的原则，否则会影响机体对冷的适应能力，易受凉感冒。

中医认为，“肺”“秋”同属金，因此秋季重在养肺，心平气和是最好的养肺方法，心情急躁会导致呼吸增快，使体内的气过度外泄，增加肺的负担，与“秋收”也是背道而驰的。因此，秋天的精神调养很重要。

冬天寒冷，宜早睡晚起以养阴。尽量不使皮肤外漏，以免损伤阳气。冬季养生，重点是“藏”。要保持精神安静，控制好自己的情绪，使神藏于内，以达到冬“藏”的目的。

中医认为，“冬”“肾”同属水，冬季是进补的好时节、补肾的好时机。可以多吃些黑色的食物如黑米、黑芝麻、黑豆、黑木耳、乌鸡、紫菜等来补肾，这就是“顺应天时”的表现。

冬季人们都喜欢泡脚，一则可以取暖，促进睡眠；二则可以促进血液循环，调节经络。泡脚的水温最好为30℃～40℃，时间为15～30分钟。并不是每个人都适合泡脚，泡脚会导致人体血管扩张，重要脏器缺血缺氧，对严重心脏病患者、血压偏低的人是比较危险的。

（二）一天的养生规律

一天中24小时从23点到1点（子时）算起，分为子、丑、寅、卯、辰、巳、午、未、申、酉、戌、亥12个时辰。中医认为12时辰对应人体的12条经脉，也对应人体12脏腑的气血运行，也就是人们常说的“子午流注”，顺应这个气血运行的规律，对养生有很大的益处。

寅时（3—5点）肺经当令。这时肺将充足的新鲜血液输送到全身，人们在清晨时面色红润，精力充沛。但只有人体在深度睡眠的情况下肺才能很好地完成它的任务，所以喜欢早起的人们要过了寅时再起床。

卯时（5—7点）大肠经当令。此时是大肠蠕动最旺盛的时候，大便很容易被排出。人们要做的就是养成卯时排便的习惯。对便秘的人来说，可以起床后喝一杯温开水，刺激肠道蠕动后再排便。人体内的有害物质多半依赖排便的方式排出体外。

辰时（7—9点）胃经当令。这时吃早饭最容易消化了，吃早饭也是养胃的最佳方式，因此不可不吃早餐。

巳时（9—11点）脾经当令。脾是消化、吸收、排泄的总调度，帮助人体消化、吸收早饭，所以早餐不会使人发胖。

午时（11—13 点）心经当令。此时人体阳气最盛，阳气宜养不宜耗，应小睡 15～30 分钟以养心经，使下午精力充沛、工作效率提高。

未时（13—15 点）小肠经当令。小肠经在此时段调整一天的营养，因此午餐最好在 1 点前吃完，这样有利于营养的吸收。

申时（15—17 点）膀胱经当令。这个时间段要多喝些水，有利于泄掉人体多余的水分和周身的“火气”。

酉时（17—19 点）肾经当令。肾藏精为先天之本，“精”好比一辆车的汽油，没有油，再好的车也跑不动。补肾相当于补充人体生命的动力，故补肾非常重要。如果有人每到傍晚就出现瞌睡、不想说话、腰酸膝软、头昏脑重、不由自主地怕冷但体温正常等现象，可能因为肾气不足导致的，要及时看医生。

戌时（19—21 点）心包经当令。心包是心的保护组织、气血通行的通路，此时是心包经与脑神经最活跃、读书记忆的最佳时机。

亥时（21—23 点）三焦经当令。此时三焦通百脉，是准备入睡的最佳时机。此时入睡，百脉可休养生息，有益于身心健康。

子时（23—1 点）胆经当令。人们只有在子时前入眠，胆方能完成代谢。古人言：“胆有多清，脑有多清。”所以子时前入睡，早晨醒后头脑方能清晰、气色红润。

丑时（1—3 点）肝经当令。肝是人体排毒的重要器官，丑时是肝脏修复的最佳时间，必须卧床休息以保障肝脏的正常功能。

中国第一寿星阿丽米罕，至今已经 130 多岁了，她坚持每天 22 点前准时上床睡觉，5 至 6 点起床，8 点多准时用早餐，12 至 13 点吃午餐。她的起居与 24 小时养生规律竟然如此吻合！

（三）生活起居养生

生活起居是生活中非常重要的组成部分，贯穿生命的始终，做好生活起居养生对养生来说就成功了一半。

1. 饮食养生

民以食为天，身体需要的绝大多数的营养素是吃进去的，吃对我们来说非常重要。吃什么？怎么吃？吃多少？本节后面有详细的介绍。这里我们主要来谈谈饮食养生的原则和食物的“五味”“五色”与养生的关系。

健康养生的原则就是“饮食有节”。就是说饮食要有节制，不可过饥，也不可过饱，更不能暴饮暴食，不能过冷，也不能过热，不能偏食。

中医认为，食物有“四气”（即寒、热、温、凉）、“五味”（即酸、苦、甘、辛、咸）、“五色”（即青、赤、黄、白、黑）等特性。食物的这些特性与人体五脏（即肝、心、脾、肺、肾）又有怎样的关系呢？

青入肝，肝喜酸。青色食物如新鲜的蔬菜瓜果，富含维生素、纤维素、黄酮类，可以帮助肝解毒，同时可以保肝。酸味食物如西红柿、石榴、橙子、酸梅、山楂等，也可以保护肝脏，帮助消化。

赤入心，心喜苦。赤色食物如肉类、血类等，能提高细胞的活性，增强人体免疫力，增强心脏之气。中医认为苦味食物如苦瓜、百合、杏仁等有清热、除湿、利尿的作用，有助于降心火。

黄入脾，脾喜甘。黄色食物如黄豆及豆制品、黄色水果蔬菜等，能调节新陈代谢，增强脾脏之气。甘味食物如蜂蜜、红糖、米面等，可以补气养血、补脾养胃，从而解除人体疲劳。

白入肺，肺喜辛。白色食物如山药、白萝卜、银耳、茭白等，可止咳化痰，增强肺的功能。辛味食物如辣椒、胡椒、姜、葱、蒜等，有发汗、理气之功效，可调理气血，预防风寒感冒。

黑入肾，肾喜咸。黑色食物如黑芝麻、黑豆、墨鱼、甲鱼、乌骨鸡等，能增强肾脏之气，还可抗衰、防癌。咸味食物如海产品、盐等，能软坚散结、补益肾阴，可调节人体渗透压，保持正常代谢功能。

这些食物固然好，但一定要遵循饮食有节的原则。

2. 运动养生

中医认为，养生还需要有规律的动静有度的符合自然节律的运动，使人体气血畅通，强身健体。太极拳、五禽戏就是此类的运动。因为人体中的阳气与自然界中的阳气盛衰同步，早上阳气生发，适合晨练，晚上阳气虚衰，气门已毕，就不适合锻炼了。

3. 通过呼吸运动养生

呼吸吐纳，通过呼吸运动来养生。具体做法：首先，姿势不限，全身放松。其次，用鼻深吸气，同时让腹部向外凸并提紧肛门，稍停片刻。最后，用口慢慢呼气，同时腹部内收并松弛肛门。做连续 3 ~ 5 次后气沉丹田（肚脐附近），再安静休息 5 ~ 10 分钟，一天做三次。

医院也广泛使用呼吸吐纳的方法，呼吸科患者经常被指导采用腹式呼吸来增强呼吸功能。当患者紧张、焦虑、害怕时，医生也会让患者深呼吸来放松身体。

4. 房事有节养生

健康规律的性生活可以让夫妻双方身心健康。有学者研究发现，规律的性生活对身体有十大好处：增加人体吸氧量，增加激素分泌量，降低胆固醇，缓解疼痛，防止大脑老化，减轻心理压力，减少心肌梗死，提高免疫力，促进美貌，延长寿命。

5. 七情养生

健康的心态，养生首先要养心，中医七情是指人的怒、喜、忧、思、悲、恐、惊七种情绪变化，七情由五脏之气化生而来。若情志失调，则脏腑气血运行受损，影响人体健康。七情调和，则能延年益寿。

怒的调适：怒对人的身心健康危害最大，要戒怒。但在日常生活中难免会遇到让人非常生气的事，遇到这些情况最重要的就是立刻化解这种不良情绪，可以采取倒数 10 个数、转移对该事的注意力、试着原谅、试着忘记等方法；还可以用情志相克的方法“悲克怒”，如非常生气时可以哭出来；还可以按摩人体穴位，如按摩太冲穴可以消气。

喜的调适：人逢喜事精神爽，喜事可让人愉悦，但绝不可高兴过了头。范进疯了后，老丈人一个巴掌竟把他打醒了，这并不奇怪，利用的就是情志相克中“恐克喜”的方法。

忧、悲的调适：忧，就是杞人忧天、担心的意思；悲就是精神烦恼、悲哀失望时产生的痛苦情绪。忧、悲对人体健康都是有害的情绪，应当注意克服。从情志相克的方法来说，“喜克悲”，当出现这样的不良情绪时，可以把不开心的事情暂时放到一边，去做一些让自己高兴的事，身边的亲朋好友也应从积极的方面开导。

思的调适：现在社会，思的东西太多，思虑过度，就会导致失眠、多梦、头昏、心慌等。可利用情志相克的方法“怒克思”来调节。

惊、恐的调适：惊、恐对人体也是十分有害的情绪，惊恐时容易出现惊慌、失眠、大小便失禁症状，甚至精神失常等。老年人应当尽量避免惊恐。可利用情志相克的方法“思克恐”来调节。

“杯弓蛇影”讲的是晋朝时河南的一个地方官乐广，有一天他请好朋友到家中喝酒，朋友的酒杯里弓的影子像条小蛇，这位朋友以为杯中真的有一条小蛇，当乐广劝酒时朋友强忍着饮下了那杯酒，但从此重病不起。后来乐广知道了这件事，他再次邀请朋友喝酒，并且还让朋友坐在原来的地方，当引导朋友再次看到“蛇影”时，乐广告诉了朋友真实的原因，朋友听后豁然开朗，疑团顿时解开，重病顿时治好了。朋友喝了有蛇的酒被吓出了病，是因惊恐，乐广解开朋友的心结靠的是思考。

七情之中以怒、忧、悲、恐、惊对人体危害较大，它们可能使人短命、死亡。因此，我们要认识这些不良情绪，并掌握不良情绪的处理方法，使精神处在平衡的状态。只有精神健康了，我们才能更好地适应纷繁复杂的社会。

四、健康的生活方式

健康，不仅是我们常说的“没病”，而且还得具备完好的精神状态和社会适应能力。世界卫生组织调查研究表明，世界上真正健康的人只有 5%，患病的人占 20%，另 75% 的人处于亚健康状态。这 75% 的亚健康人群可能转化为生病的人，也可以转化为健康的人，关键在于有没有形成健康的生活方式。

健康到底从何而来呢？

在医院，特别在外科或者产科病房，每到饭点就会有家属提着大多装有鱼汤、鸡汤、排骨汤等的饭桶来了，这些汤类食品可加强病人的营养，促进身体的康复。由此，健康可以从食物中获取。

每到冬天，特别是“冬至”节气时，各种进补的广告就会出现在各大报纸、药店、医院等。健康可以从药物中求取。

“生命在于运动”，运动也可以给人们带来健康。

世界卫生组织指出，影响人的健康与长寿的因素中：15%与遗传有关，10%与社会条件有关，8%与医疗条件有关，7%与环境条件有关，60%与人的生活方式有关。老子曾说：“我命在我，不在天。”所以健康还得靠自己去争取。

如何争取到健康呢？除健康的生活方式之外，还得具有一定的“健商”。健商就是健康商数，由加拿大医学专家谢华真教授首创，是指一个人已具备或应具备的健康意识、健康知识及健康能力，这三者缺一不可。“健商”需要我们不断学习，方可获得。当我们具备一定的“健商”，再建立起健康的生活方式，我们就可以争取到自己的健康了。

如何建立健康的生活方式呢？健康的生活方式与我们的衣食住行、运动爱好、个人的心理状态、良好的卫生习惯、和谐的人际关系等分不开。

（一）要建立健康的饮食习惯

饮食营养是影响人们健康生活的重要因素之一，在物质条件大为改善的今天，不科学的饮食习惯依然存在，营养不平衡仍然是导致多种疾病的重要诱因。我们到底应该吃什么？怎么吃呢？

1. 脂肪的健康吃法

过多的脂肪摄入是很多疾病的罪魁祸首，如大肠癌、脑血管疾病、冠心病等。据统计，我国城乡一般居民平均每天食油量为44～69克，沿海城市居民高达60克以上，而《中国居民膳食指南（2016）》建议，成人每人每天食油量为25～30克。可见，我们食油量严重超标了，也难怪与之相关的疾病呈逐年上升之势。

脂肪是人体重要的营养素，又是提供能量的主要物质之一。脂肪有助于脂溶性维生素（A、D、E、K）的吸收，它还可增加食物的口感等。我们吃的脂肪其实有两种，一种主要成分为饱和脂肪酸，如动物（家畜、家禽）的脂肪，容易导致动脉粥样硬化；另一种主要成分为不饱和脂肪酸，如植物油（也含有保护脂肪酸）、鱼油，不饱和脂肪酸经过煎、炒、炸等高温后就变成了饱和脂肪酸。所以正确的食用脂肪的方法是：少吃动物（家畜、家禽）的脂肪；吃适量（25～30克）的植物脂肪或鱼油；改变烹调方式，由煎、炒、炸等向煮、蒸、炖、凉拌等方式转变。

2. 盐的健康吃法

盐可以直接升高血压，加重水肿，所以高血压、糖尿病、肾病、肝硬化腹水等患者要注意低盐饮食。据统计，我国北方居民每天人均摄盐量为15～18克，南方居民每天人均摄盐量为10～12克。《中国居民膳食指南（2016）》建议，成人每人每天摄入盐不超过6克。我们尤其要注意食盐量超标问题。

正确的食盐方法是：烹饪食物时，要用食盐标准勺量取食盐，做到吃盐量心中有数，健康成人每人每天食盐不超过6克；认识看不见的盐，如酱油、咸鸭蛋、腌菜等中含大量食盐；食物快出锅时再放盐。

3. 蔬菜、水果的健康吃法

不吃蔬菜、水果或吃不新鲜的蔬菜、水果都是不利于健康的。蔬菜、水果内含有丰富的维生素、矿物质、膳食纤维、果胶、糖等，而且每种蔬菜、水果所含的营养物质各不相同，它们可以保持肠道正常功能，降低肥胖、糖尿病、高血压等风险，对身体健康具有重要意义，所以每天应摄入一定种类、一定数量的蔬菜、水果。不新鲜的蔬菜、水果不仅营养严重流失，而且容易产生亚硝酸盐和发生霉变，研究发现，亚硝酸盐和黄曲霉都可致癌。

我国居民的蔬菜摄入量并不少，但由于烹调方式不对，因此营养破坏情况较为严重。《中国居民膳食指南（2016）》建议，成人每人每天应摄入300～500克的蔬菜、200～350克的水果，且要保证蔬菜、水果新鲜，品种多样，建议生吃或凉拌。

4. 乳类、大豆和坚果的健康吃法

人们常食用的乳类为牛奶，牛奶的营养成分非常丰富，含蛋白质、脂肪、糖、多种维生素、无机盐等。

牛奶中的脂肪含量较少，将煮过的牛奶静放一会，上面漂着的那层皮就是脂肪，血脂高的人可以去除它，血脂正常的人就不必在意了。

儿童缺钙会影响生长发育，成人不注意补钙，到四五十岁就可能发生骨质疏松，到五六十岁就可能发生颈椎病、腰椎病等，到七八十岁有可能轻轻摔一跤就骨折了。因此，每一个人都应该补钙。据研究，正常成人每人每天需800毫克钙，儿童和老年人需1 000毫克钙，孕妇需1 200毫克钙。如果正常饮食，可以从食物中摄取500毫克钙，所以成人每天需补充300毫克钙，大约补充300毫升牛奶即可（一杯鲜奶+一小盒酸奶）。

大豆指的是黄豆、黑豆、青豆等，常见的豆制品有豆腐、千张、豆浆、豆腐干等。大豆中含有丰富的蛋白质、脂肪、钙、维生素，还有磷脂异黄酮，大豆具有健脑、抗氧化、降血脂等功能。坚果包括花生、葵花子、核桃、杏仁、榛子等，部分坚果的蛋白质与大豆相似，可作为零食、菜肴等。《中国居民膳食指南（2016）》建议，成人每人每天应摄入25～35克的大豆和坚果。

5. 蛋、鱼、禽、肉的健康吃法

鸡蛋是人们常常食用的一种蛋类，有些人只吃蛋白不吃蛋黄，以为蛋黄内含有胆固醇，对身体不好，这种吃法其实并不科学。只有一些特殊的病人如高胆固醇血症、肝豆状核变性等患者不宜食用，一般人每天可以吃1～2个鸡蛋。因为胆固醇也是人体需要的一种物质，每天人体需要300毫克胆固醇来维持正常的代谢功能。

鱼肉是一种优质蛋白，鱼肉中的脂肪多为不饱和脂肪酸，对人体有益。

禽肉比畜肉营养价值高些，它们都含有饱和脂肪酸，但猪肉（包括瘦猪肉）含脂肪较多，经常吃猪肉会增加动脉粥样硬化的风险。从健康角度说，最好多食鱼肉和禽肉，少吃猪肉。

《中国居民膳食指南（2016）》建议，成人每人每天应摄入畜禽肉40～75克、水产类40～75克、蛋类40～50克。

6. 主食的健康吃法

主食的主要来源是谷类、薯类和杂豆类，它们位于“食物金字塔”的最底层，是我们人体能量的主要来源。谷类有米饭、面条、馒头、面包等。薯类有红薯、土豆等。杂豆除大豆外，还有其他干豆类，如绿豆、红豆、芸豆等。

《中国居民膳食指南（2016）》建议，成人每人每天应摄入250~400克的谷、薯、杂豆类，其中50~150克为全谷物（包括杂豆类），50~100克为新鲜薯类。每餐最好吃七八分饱。

7. 水的健康饮法

水是所有生物赖以生存的重要条件。人体内最多的成分就是水，水约占人体重量的70%，水是所有食物、矿物质、维生素等的溶剂，有助于食物的吸收、消化，促进人体新陈代谢等。研究表明，人5~7天不饮水就不能生存（约20天不吃饭就不能生存）；长期饮水不足，人体生理功能就会紊乱，导致各种疾病的发生。所以水对人体非常重要。

怎样才是健康的饮水呢？

《中国居民膳食指南（2016）》建议，成人每天喝水7~8杯（1 500~1 700毫升），提倡多喝白开水和茶水。不能等到口渴了才饮水。

8. 戒烟限酒

吸烟有害健康。据统计，吸烟（包括被动吸烟）的人与不吸烟的人相比，发生肺癌的危险性要高出8~12倍，发生喉癌的危险性高出8倍，发生食道癌的危险性高出6倍，发生膀胱癌的危险性高出4倍；呼吸道疾病60%与吸烟有关；吸烟与生育、流产等都有一定关系。

国际知名香烟品牌万宝路的形象代言人麦克劳伦，那个彪悍的牛仔男只活了51岁，死于肺癌，他在临死前说："我是吸烟致死的见证。"

所以要想健康长寿，必须戒烟。

酒精伤肝，现代医学研究证明，乙醇在人体肝脏内转化为乙醛，而乙醛可损害肝细胞，可导致肝硬化、肝癌；酒精还能伤脑，醉酒的人常常会胡言乱语，也有的人不省人事，一命呜呼；酒精也能伤胃，导致胃溃疡甚至出血；长期饮酒，可以增加患老年痴呆、帕金森病等的危险性。

有人说，喝点红葡萄酒有益于身体健康，因为红葡萄酒内有花青素等，可以调节血脂的成分，但一定要适量。

9. 提倡分食制或公筷制

共餐会导致许多通过消化道传播的疾病相互传播，除了我们熟知的传染病如甲型肝炎和戊型肝炎等外，幽门螺旋杆菌也是可以通过共餐传播的，幽门螺旋杆菌是寄生在人体胃黏膜上的一种细菌，是慢性胃炎、胃癌等的重要致病因素，我国有60% ~70%的成人感染了幽门螺旋杆菌，较实行分食制的西方国家高出了很多。所以实施分食制或公筷制也是我国未来发展的方向。

10. 生、熟食品分开存放和加工

生食品中常带有细菌、寄生虫卵等，如果在加工、贮存过程中不注意生、熟食品分开，生食品中的细菌、寄生虫卵就会污染熟食品，大量繁殖，危害人体健康。

（二）健康的生活方式离不开运动

运动可以使心肺功能增强、肌肉发达、思维敏捷、机体新陈代谢增快、促进睡眠等。因此，运动可以预防疾病，如糖尿病、高血脂、肥胖症、动脉硬化等；还可以使人心情愉快，从而减少抑郁症的发生。运动的方式多种多样，可以是游泳、体操、球类运动、跑步等全身运动；也可以是时下比较流行的走路；还可以是太极拳、八段锦、五禽戏等中医养生方法。日常工作、生活中的活动不可替代运动。

选择哪种运动，要因人而异。选择的运动一定是自己感兴趣的运动，而且是非常容易做到的、可以持之以恒的运动。一般人的运动强度为：运动后的心跳次数为170 - 年龄；每次运动不少于30分钟；每周至少运动3次；运动的时间要遵从“天人合一，顺应四时”的养生原则。

（三）健康的生活方式离不开良好的心态

良好的心态需要心理健康、情绪健康、道德健康和良好的社会支持系统。

良好的心态需要人们拥有一颗“爱心”，具备自我“积极暗示”的能力，要有自信心，对别人要宽容，乐观面对任何事情，学会自我放松。

怎样保持乐观的情绪呢？就是凡事要想得开、放得下，保持稳定的情绪。当遇到不快乐的事情时，不妨深吸一口气，露出微笑，挺直腰板，唱出你熟悉而快乐的歌声，你慢慢就会快乐起来。心理学家研究发现，人的外在行为和内在的感觉是同时发生的，因此积极的行为可以酝酿出乐观的情绪。

社会支持系统是由亲人、朋友、同事等组成的，当人们发生冲突、失败、悲伤、挫折等时，其社会支持系统就会通过理解、鼓励、劝导、物质支持等方式伸出援手，帮助当事人面对现实，走出困境。当一个人的社会支持系统越大时，发生心理问题的可能性就越小。所以我们每个人都要扩大自己的社会支持系统。

第二节 护理人员身心健康的现状与维护

护理人员是为人们提供健康服务的特殊职业群体，他们不仅要具有完备的专业素质，更要有健康的身体和良好的心理素质。每一位住院的患者在接受治疗后都是靠护理人员的护理，慢慢康复的。医学行业非常流行一句话，“病人的痊愈三分靠医治，七分靠护理”。在学校，老师是引导学生学习的重要角色；在医院，护理人员就是引导患者走向健康的健康管理者。护理人员作为健康管理者，不仅要促进患者的康复，更要有超前的意识观念，保护自身的生理、心理健康。护理人员要学会不断调整自身生理、心理状况，保持最佳状态。只有自身保持良好的状态，才能感染到身边的人，所谓“大家好才是真的好”。

一、护理人员身心健康的现状

据调查，许多护理人员有头痛、睡眠障碍等症状，部分护理人员存在心情不好、容易被激怒、人际交往困难等不良情绪。护理人员在整个医疗卫生工作中承担着重要的责任，时刻保持紧张状态，他们身心疲惫、焦虑，长此以往，这会影响他们的身心健康和工作质量。

二、造成护理职业紧张的因素

其一，社会心理支持不足。由于长期形成的社会偏见，护理人员的劳动成果往往被单纯地看作医师劳动成果的附属品而被弱化，护理工作得不到应有的认可与尊重。同时，由于过分强调医师工作的高技术含量，职称评定、报酬分配过分倾斜于医师，护理人员的利益受到影响，且护理人员的晋升之路漫长，所有这些现状，使得护理人员从工作中体验不到自我价值实现的满足感。家人的不理解，尤其是配偶的不支持，长期无休止的夜班，使得护理人员无法照顾好家庭，家庭矛盾就会产生。护理工作时刻被患者及其家属监视着，若他们稍有不满，部分患者及其家属情绪不佳，护理人员就有被辱骂的风险。护理人员能做到的就是进行自我心理调适，就是不对自己过分苛求。古语云："人生不如意事常八九。"失意是每个人无法免却的人生体验。如果我们对万事要求十全十美，那么稍有瑕疵，必然会陷入自寻烦恼的泥潭。

其二，工作环境的压力。各种护理理论、护理技术、护理理念、护理文化的快速发展，对护理人员造成了很大的压力。同时，医疗制度的改革，新医疗事故处理方法的实施，加上护理人员处于医疗纠纷的最前沿，护理人员在工作中如履薄冰，产生工作应激等。长期的倒班工作对身心健康影响较大，如睡眠问题、心血管疾病、肠胃道疾病等。其中睡眠问题直接影响护理人员的工作，导致注意力不集中、出错率增加、记忆力下降等。被服务群体对护理工作要求越来越高，有时护理工作得不到认可。长期的身心疲惫就会造成他们对护理工作的厌倦，使得护理人员的工作潜能不能很好地发挥出来。其中表现最为突出的是手术室护理人员、精神科护理人员、重症医学科护理人员、新生儿护理人员，他们长期处于封闭环境中，加上精神高度紧张，这就造成了他们比其他科室医护人员更容易产生情绪波动。

其三，人际交往受到限制。部分护理人员工作环境相对独立，处于半封闭状态，且因无规律的倒班，与外界交往少，导致心理失调。

三、提高护理人员身心健康的对策

1. 医院和护理管理者积极帮助护理人员提高身心健康

其一，不断改善工作环境。各级护理管理者要为护理人员提供良好的工作条件；努力改善护理人员的数量、结构不合理的情况，尽可能设法缓解护理人员身心超负荷运转的状态，合理有序地安排工作。定期举行团体减压、工会活动等。

其二，营造和谐的心理环境。护理管理者要充分认识到护理职业可能会导致护理人员出现紧张的因素，对护理人员的不良情绪加以调适，引导护理人员正确对待压力，给予他们关怀和鼓励。

其三，帮助护理人员正确应对繁忙工作。护理管理者、分层级培训老师及带教老师要正确引导护理人员在繁忙的工作中增长才能,用过硬的业务能力服务患者,同时正确引导护理人员学会控制自己的情绪,避免被某些激动的言词及态度激怒而勃然大怒或意气用事。提高个体情商的认知程度,利用积极的心理自我暗示,来克服消极的自我暗示。让护理人员充分认识到高情商的重要作用,有意识地自觉培养和提高情商指数,提高对不良情绪的控制能力。

其四，引导护理工作人员调整心态。在工作中让护理人员体会到只要有较强的上进心，想干事，用心做事，就能实现自己的价值。从前有一个故事，故事中的老伯有两个儿子，大儿子是卖伞的，小儿子是卖布鞋的。雨天老人担心小儿子的布鞋卖不掉，晴天老人担心大儿子的伞卖不掉，老人整天愁眉苦脸的。后来有个路人目睹了这一切，让他不妨换个角度想想，雨天大儿子的伞就可以大卖了，晴天小儿子的生意就兴隆了！老人一想确实是这么个理，心情也就好起来了！所以说医院和护理管理者不仅要注意外界因素的调节，还应该帮助护理人员缓解压力、调整心态。

2. 护理人员自身学会调节心理状态

其一，加强自身综合素质的培养，增强业务能力，提高业务水平，只有取得护理管理者和患者的信任，才能得到社会的尊重和认可。一个人能力的高低，直接影响其成长与进步，对人生来说尤为重要。如何提高个人综合能力，是近年来人们一直关注的问题。能力是直接影响活动效率，并使活动顺利完成的个性心理特征。能力有一般能力和特殊能力之分。一般能力是指观察、记忆、思维、想象等能力，通常也叫智力。它是人们完成任何活动所不可缺少的，是能力中最主要的、最一般的部分。特殊能力是指人们从事特殊职业或专业需要的能力。人们从事任何一项专业性活动，既需要一般能力，也需要特殊能力。

其二，合理安排休息时间，保证足够的睡眠，有利于身心状态的调整和健康的恢复。睡眠的作用有：补充人体的能量，增强免疫功能，促进人体的正常生长发育，提高智力，使人体得到充分的休息，增进健康，延长寿命等。睡眠对于保护人的心理健康与维护人的正常心理活动极其重要。

其三，注重培养自身对挫折的承受能力，加强心理卫生知识的学习，适时地进行自我心理平衡调节。就像一盆植物给足了沃土，长成什么样就得靠自己努力了。换个角度看，沙漠里仙人球也能长得很好，很大程度取决于它顽强的生命力。只有主体强大了，才能适应各种环境，屹立不倒！

其四，创造良好的心境，有效地处理生活和工作中的各种问题，保持乐观、平和的心态。如果人整天焦躁不安、发怒、紧张等，令压力激素水平长时间居高不下，人体的免疫系统将受到抑制和摧毁，心血管系统也会由于长期过劳而变得格外脆弱。人在快乐的时候，大脑会分泌多巴胺等“益性激素”。益性激素让人心绪放松，产生快感，这种身心都很舒服的良好状态，可使人体各机能互相协调、平衡，促进健康。

其五，经常参加文体活动，增加抗压能力，培养广泛的兴趣，以此来丰富业余生活，保持身心健康。大脑健康是极为重要的，在紧张的工作之后，大脑会感觉疲劳，文体活动是积极的休闲方式，可以使大脑皮层各个部分得到交替活动和休息。

第三节 护理人员亚健康的特征与成因

亚健康是指人体处于健康和疾病之间的一种状态。处于亚健康状态者，不能达到健康的标准，表现为一定时间内的活力降低、功能和适应能力减退的症状，但不符合现代医学有关疾病的临床或亚临床诊断标准。心理亚健康是指在环境影响下由遗传和先天条件所决定的心理特征（如性格、气质、情感、智力、情感特征等）造成的健康问题，是介于心理健康和心理疾病之间的中间状态。

2017 年，曾有人对 425 名护理人员进行了问卷调查，包括了解护理人员的职业倦怠水平、工作负荷等内容，结果显示：48.7% 的护理人员有职业紧张感，55.1% 的护理人员有负荷感，职业倦怠水平高于其他职业的人群。护理人员成为真正的“高危身心人群”。

一、护理人员亚健康的原因

1. 管理方面

管理模式不能满足护理人员角色要求；护理人员工作中的角色职责不明确，工作技术含量提高、缺编，劳动强度增加；长期中夜班，三餐不准时；工作负荷与能力不匹配；超时超负荷工作；医疗纠纷日益尖锐，导致精神压力大；激励机制不完善，晋升机会少。

2. 工作环境方面

长期置身于充满病痛的环境中；精神高度紧张，经常要处理急诊或突发事件；轮班工作致生理周期紊乱，尤其是频繁的夜班导致正常睡眠被打断。此外，医院环境中常见的患者死亡事件会给护理人员带来极大的心理创伤。

3. 工作的不确定性和责任方面

责任重大，风险高，时刻提防出现医疗差错事故；工作中的不确定因素多，要求迅速做出反应；社会期望高，患者及其家属常常提出苛刻要求，特别是儿科护理人员压力更大。

4．人际关系方面

各种人际关系复杂，如要面对护护关系、医护关系、护患关系等多重关系，如何处理这些关系，常常成为困扰护理人员的一道难题。

5．价值感方面

社会地位较低；学习深造机会较少；晋升提级较困难；自身发展受限制；工作能力不能充分体现。在社会认同感上，护理人员常被视为伺候人的群体，价值存在感低。

6．社会支持方面

医疗技术水平不能满足健康需求；缺乏社会的理解和支持；职业要求不断提高，容易产生危机感；无力顾及自身需要；较难处理家庭和工作之间的平衡。特别是不规律的工作节奏，常让配偶心生怨言，也不可避免地影响亲子关系。

7．个性因素

（1）个性因素影响了认知评价。

态度价值观和行为准则等个性特征，以及能力和性格等个性心理特征因素，都可以不同程度地影响个体在应激过程中的初级评价和次级评价。这些因素决定个体对各种内外刺激的认知倾向，从而影响对个人现状的评估。个性有缺陷的人往往存在非理性的认知偏差，使个体对各种内外刺激发生评价上的偏差，从而导致各种心身症状。

（2）个性与社会支持有联系。

个性特征间接影响客观社会支持的形成，也直接影响主观社会支持和社会支持的利用度水平，人与人之间的支持是相互作用的过程，一个人在支持别人的同时，也为获得别人对自己的支持打下了基础，一个个性孤僻、不好交往、万事不求人的人是很难得到和充分利用社会支持的。

（3）个性与应激反应的形成和程度也有关。

同样的生活事件，在不同个性的人身上可以出现完全不同的身心反应。就像将半杯水摆在面前，乐观的人会说，还不错，还有半杯水；悲观的人会说，哎！只有半杯水了。

二、压力引起护理人员身心亚健康的作用原理

压力的生理心理反应以神经解剖学为基础，最终可涉及全身各个系统和器官，甚至毛发。一方面，各种心理刺激通过脑干的感觉通路传递到丘脑和网状结构，而后继续传递到涉及生理功能调节的自主神经和内分泌的下丘脑以及涉及心理活动的“认知脑”区和“情绪脑”区。在这些脑区之间有广泛的神经联系，以实现活动的整合。另一方面，它们通过神经体液途径，调节脑下垂体和其他分泌腺体的活动，以协调机体对压力的反应。

压力的生理反应以及最终影响身心健康的身心中介机制涉及神经系统、内分泌系统和免疫系统。必须指出，这三条中介途径其实是一个整体，而且其中有关细节问题正是目前深入研究的领域。

1. 心理—神经中介机制

主要通过交感神经—肾上腺髓质轴进行调节。当机体处在急性应激状态时，应激刺激被中枢神经接收、加工和整合，后者将冲动传递到下丘脑，使交感神经—肾上腺髓质轴被激活，释放大量儿茶酚胺，引起肾上腺素和去甲肾上腺素的大量分泌，导致中枢兴奋性增高，从而导致心理的、躯体的和内脏的功能改变。结果是，网状结构的兴奋增强了心理上的警觉性和敏感性；骨骼肌系统的兴奋导致躯体张力增强；交感神经的激活，会引起一系列内脏生理变化，如心率加快，心肌收缩力和心排血量增加，血压升高，瞳孔扩大，汗腺分泌增多，血液重新分配，脾脏缩小，皮肤和内脏血流量减少，心、脑和肌肉获得充足的血液，分解代谢加速，肝糖原分解，血糖升高，类分解加强，血中游离脂肪酸增多等，为机体适应和应对应激源提供充足的机能和能量准备。必须指出，如果应激源刺激过强或时间太久，也可造成副交感神经活动相对增强或紊乱，从而表现为心率变缓，心排血量和血压下降，血糖降低，造成眩晕或休克等。

2. 心理—神经—内分泌中介机制

通过下丘脑—腺垂体—靶腺轴进行调节。加拿大生理学家塞里曾用“全

身适应综合征”（GAS）来概括下丘脑—腺垂体—肾上腺皮质轴被激活所引起的生理反应，并描述了 GAS 三个不同阶段生理变化的特点。当应激源作用强烈或持久时，冲动传递到下丘脑，引起促肾上腺皮质激素释放因子（CRH）分泌，通过脑垂体门脉系统作用于腺垂体，促使腺垂体释放促肾上腺皮质激素（ACTH），进而促进肾上腺皮质激素特别是糖皮质激素氢化可的松的合成与分泌，从而引起一系列生理变化，包括血内 ACTH 和皮质醇、尿中 17-OHCS 增多，血糖上升，炎症被抑制，蛋白质被分解，等等。

研究发现，当人在飞行跳伞、阵地作战、预期手术、学生参加考试等应激情况下，都有上述两轴系统即肾上腺皮质和肾上腺髓质被激活。

在压力导致应激反应中，胰腺和甲状腺也起一定作用。

3．心理—神经免疫机制

这是最新认识的身心中介机制。现已认识到，免疫系统并非一个功能自主的单位，在应激反应过程中，免疫系统与中枢神经系统进行着双向性调节。一般认为，短暂而不太强烈的应激不影响或略增强免疫功能，强烈的应激则显著抑制细胞免疫功能。长期较强烈的应激会损害下丘脑，造成皮质激素分泌过多，使内环境严重紊乱，从而导致胸腺和淋巴组织退化或萎缩，抗体反应抑制，巨噬细胞活动能力下降，嗜酸性细胞减少，阻滞中性白细胞向炎症部位移动等一系列变化，造成免疫功能抑制，降低机体对抗感染、变态反应和自身免疫的能力。

三、护理人员心理亚健康的特征

1．症状自评量表

测量护理人员心理健康状况，如躯体化症状、强迫症状、抑郁症状、焦虑症状、人际关系问题、关系敏感、恐怖症状、敌对观念等。

2．护理人员的职业紧张

职业紧张是由工作或与工作有关因素所引起的紧张，即当工作要求超过了护理人员的应变能力时，个体特征与环境之间相互作用而发生的紧张。

3．护理人员的“职业倦怠”

护理人员的职业倦怠主要有如下表现：情绪耗竭，精神极度困乏，筋疲力尽，面容憔悴，情绪反应脆弱；无效能感，注意力分散，记忆力下降，思维灵活性差，工作效率明显减退，工作差错增多；活着很累，感到生活没有趣味，在生活中缺乏朝气和锐气；食欲不振，没胃口，吃什么都不香，或者根本就不想吃，有时可能伴有食后胃脘或腹胀；不自信，安全感不够，突出表现为对工作、生活、学习等环境难以适应，对人际关系难以协调；从职业活动中产生极深的、破坏性的、令人痛苦的心理效应，这种心理效应在创伤工作结束后甚至持续几个月或几年；个体不能确认自身的真实感觉；等等。

第四节 护理人员亚健康的预防与调节

护理人员亚健康的预防与调节需要医院护理管理者和护理人员共同努力。

一、护理管理人员

医院护理管理人员应尽可能设法缓解护理人员严重缺编、护理人员心身超负荷运转的状态，合理有序地安排工作。培养护理人员的爱岗敬业精神，提高他们的工作兴趣；提高护理人员的心理素质，为护理人员创造实现自我价值的环境。

二、护理人员

心理调适技术是指运用心理学的原理和方法，针对促进个体成长和健康所做的一种自我了解、自我发现、自我改变、自我适应和自我发展的心理帮助。

护理人员要掌握如下几种心理调适方法。

（一）自我体验，释放内心情感

充分地找寻并利用家庭和社会支持系统，学会合理宣泄，采用积极的心理防御机制来抵挡应激原的侵蚀。

开展“情商训练”，有针对性地进行心理健康教育，使护理人员知道情绪是大脑与身体相互协调和推动所产生的心理现象。通过形式多样的文体活动，培养护理人员自信、自尊、自爱和乐观向上的精神。

（二）提高自我意识，发展理想自我

（1）自我分析提问法，如我是谁？我是怎样的一个人？我与别人的界限在哪里？我为什么成长为现在这个样子？我在多大程度上决定自己的事？什么事物对于我很重要？我所从事的护理工作有什么社会性的意义？我将怎样改变现状，成为理想中的白衣天使？

（2）注意力转移法，即将注意力转移到自己感兴趣并且最能体现自己价值的活动中去，以缓解心理的紧张和压力，淡化和缩小心理上的自卑阴影。

（3）循序渐进法，先寻找自己比较有把握和容易做的事情去做，待目标达成后可以强化自信心。

（三）树立自信，提高心理承受能力

对自立、自主程度低的护理人员，可通过参加团体心理辅导来鼓励他们，帮助他们建立自信，克服自卑感，阻断各种消极因素的影响，不断提高心理承受能力。

（四）建立积极信念，明确人生目标

（1）写出目前最想实现的愿望是什么，实现这些愿望需要具备什么条件，实现这些愿望可能会遇到哪些困难和障碍。

（2）学会自我沟通。自我沟通是一种接近自己的模式，学会探测自己的内心并与自己的心灵谈话和沟通，帮助知道自己真正想要的是什么，自己内部有什么样的障碍或阻抗，自己的本质是什么。主动进行自我沟通，增加生活体验，明确自己的人生目标。

（五）构建和谐的人际关系

设计平等、关切、富有同情心的访谈或非语言交流的场景，组织编写护理“心理剧”，即从护理信息的收集、评估、计划、实施和评价中来获得丰富的临床体验和认识，最终提高人际沟通等行为技巧。